Kama-sutra XXX

Alicia Gallotti

Kama-sutra XXX

mr · ediciones

Primera edición: junio de 2006

Paseo de Recoletos, 4. 28001 Madrid
www.mrediciones.com
ISBN-13: 978-84-270-3290-3
ISBN-10: 84-270-3290-0
Depósito legal: M. 21.843-2006
Fotocomposición: EFCA, S.A.
Impresión: Gráficas Rógar. S.A.

Impreso en España-Printed in Spain

ÍNDICE

INTRODUCCIÓN

El sexo reproductivo, monógamo y controlado, donde el hombre es el que busca y la mujer la que recibe, es un modelo impuesto por una cultura rancia y conservadora cuya influencia nos persigue. Todas las prácticas que se aparten del coito están estigmatizadas. Son perversiones pecaminosas mal vistas por el entorno. El mensaje es claro: sólo vale lo aceptado socialmente. Los otros juegos sexuales se ocultan tras la cortina oscura de lo inconfesable: no sólo existe temor a llevarlos a cabo, sino también a contarlo.

Son ésos los resultados de una sexualidad amordazada por los tabúes sociales; en la que no está prevista la búsqueda del placer por el placer; en la que nadie puede preguntarse qué es realmente lo que le apetece y por qué no puede hacerlo; en la que el miedo a ser juzgado por el otro actúa como una inhibición paralizante. En suma, es una ideología sexual castradora en la que prevalece el concepto de culpa como freno al deseo.

El sexo se nutre de la búsqueda de sensaciones placenteras en libertad. Y todas las prácticas que se enumeran en este libro, realizadas dentro de una relación armónica, respetuosa y sin obsesiones, no son más que formas lúdicas para disfrutar de la sexualidad. Hay quien se complace mirando y quien lo hace mostrándose; están aquellos a los que les encanta jugar a someter y otros que gozan sintiéndose reducidos a la sumisión; muchos hacen del ano el centro del placer y otros sienten crecer la pasión adorando un objeto; y están quienes subliman el goce en el sexo grupal o quienes elevan el deseo interpretando roles distintos a su personalidad. Son fórmulas para buscar la excitación que catapulte al gozo.

De todos modos no son prácticas sexuales nuevas; que se hayan descubierto recientemente. El Kama-sutra original ya hablaba de ellas y muchas personas, que colaboraron explicando sus preferencias sexuales, han contado entre sus preferidas muchas de las prácticas recopiladas en este libro. Sólo se trata de rescatarlas de ese mundo opaco de lo inconfesable y darles luz y credenciales de legitimidad. Creer firmemente que son una rica variedad de opciones para disfrutar que no merecen ocultarse en un rincón de la mente.

No es casual que en estas páginas no se hable de *perversiones,* ni de *desviaciones,* ni que las prácticas no sean calificadas de *voyeurismo, exhibicionismo* u otros títulos que indican conflictos de la conducta y tienen una carga negativa. Por eso, haciendo un guiño de complicidad al lect@r, las hemos llamado *prácticas inconfesables.* Porque el deseo es que sigan interpretando ese papel morboso sólo como un juego para estimular la libido sin límites.

Quiero agradecer afectuosamente la colaboración del psicólogo **Rafael Ruiz**, sin su orientación y sus precisas reflexiones este libro no habría sido posible.

PSICOLOGÍA DEL SEXO

Tres instintos básicos dirigen la conducta de las personas: el de *conservación,* que ayuda a permanecer con vida; el *social,* que facilita la vida de relación con otros seres, y el *sexual,* que asegura la preservación de la especie. Los dos primeros son unánimemente aceptados como una obvia necesidad vital por todos los grupos sociales. Sobre el tercero hay dudas. Y esas dudas generan miedos. Y esos miedos, represión. En un ejercicio de síntesis, ése es el hilo conductor de la influencia social sobre la vida sexual de las personas.

Son enormes las diferencias de percepción de la sexualidad entre clanes, tribus, sociedades y naciones que hoy forman el planeta. Sin embargo, y salvo escasos grupos que viven aislados en estado semisalvaje en las selvas amazónicas o de Papúa Nueva Guinea, el resto de la humanidad sustenta su comportamiento sexual a partir de los designios dogmáticos de una moral religiosa o influido por ella. Más allá del instinto natural y espontáneo, transmitido genéticamente, la influencia del entorno ha modificado, ha desviado esas normas naturales para reprimirlas. Y la moral que infunde reglas sostenidas por el miedo, el inmovilismo y los castigos penetra la mente para crear decenas de barreras desde el inicio de la vida hasta la madurez.

LOS HIJOS DE LA REPRESIÓN

A los niños, desde su nacimiento, se les inculcan los valores sexuales con mensajes sutiles. Información que, por lo general, es negativa: *no te toques ahí; date la vuelta y no mires; no digas eso...* En esa primera fase de formación de la personalidad, el sexo aparece como un tema opaco; es como un agujero negro que ejerce una gran atracción pero no se lo ve. Los mayores hablan sigilosamente y con medias palabras, pensando que el niño no entiende. Y si éste pregunta algo, los mayores contribuyen a aumentar la fábula del misterio: contestan con un balbuceo inconexo, postergan la respuesta para cuando sean mayores o reprenden con dureza «semejante atrevimiento», como si no estuviese bien hablar de «eso». Esta amplia gama castradora va desde la mentira o la evasiva hasta el castigo. En ese clima de oscurantismo, lo sexual empieza a flirtear con lo prohibido. Y lo prohibido se transforma en lo deseado, más aún si lo impulsa un instinto básico. Un instinto natural que empieza a formalizarse en respuestas físicas notorias en la pubertad. El adolescente, pleno de energía sexual, sin saber qué hacer con ella, termina de llenar de contradicciones su mente. Y el sexo prohibido y misterioso se enfrenta en una lucha abierta con la fuerza natural del deseo desbordante. Esa catarata de sensaciones es asumida con disimulo y culpa porque el adolescente piensa que su apetito sexual es inadecuado: toda la contundente educación represiva y el mensaje que le transmite el entorno repiten constantemente que lo que se siente no se hace, y, si se hace, no se dice. La represión tiene como última aliada la hipocresía. Con estos valores se construye una sexualidad incompleta, que provoca una irregular y escasa satisfacción. A partir de una visión tan sesgada de la sexualidad su desarrollo debe sortear numerosos obstáculos para desprenderse de los principios de las doctrinas represoras. Y luego vencer el miedo a la libertad de elección y permitirse, a sí mismo, dar y recibir placer saltándose las inhibiciones.

Lo prohibido se transforma en lo deseado, más aún si lo impulsa un instinto básico.

SIEMPRE HAY UN LADO POSITIVO

Las fuerzas represivas del entorno que contribuyen a formar la personalidad son el lado negativo. Pero la mente del niño y del joven, que más tarde se transformará en un adulto maduro sexualmente, también pasa por experiencias y presiones que marcan su futura vida sexual; le permiten descubrir las sensaciones gozosas, las diferentes intensidades del placer. Así comienza a orientar sus gustos y sus preferencias sexuales. Cuanta mayor libertad exista en la elección y en la experimentación, mayores serán las posibilidades de modelar una sexualidad liberada de prejuicios. Vivir sanamente la sexualidad, a partir de estas premisas, significa permitirse cambiar y variar de juegos eróticos, sin que resulte cada vez una prueba traumática que obliga a un proceso interior para superar esa barrera de contención. Es algo más espontáneo y libre. Hay épocas en las que estimula más mirar y otras, dejarse llevar por las sensaciones de la sumisión; otras, en cambio, en las que apetece más mostrar el cuerpo desnudo, exhibiéndose sin pudor, o mirar películas eróticas para aumentar hasta el límite la excitación. Todo depende de la situación y del estado de ánimo.

Las prácticas explicadas en este libro son cotidianas y son mucho más cercanas de lo que la represión lo hace parecer. Desde la intimidad más profunda, aquella que no se confiesa y a veces ni siquiera se razona, sino que se siente, todos hemos experimentado satisfacción en situaciones que creemos marginales: mirando un cuerpo desnudo a través de una ventana indiscreta, mostrando el propio cuerpo y sintiéndose deseada en la playa, queriendo ser la protagonista de aquella película en la que la mujer, atada de pies y manos, disfruta con el hielo que moja sus labios, o ansiar el control de la situación para que el amante haga todo lo que se le pida. Esos deseos reprimidos y tapados por el sentimiento de culpa son el mejor aval para comprender que se trata de reacciones naturales y estimulantes del sexo como muchas otras. Y que conviven con

Cuanta mayor libertad exista en la elección y en la experimentación, mayores serán las posibilidades de modelar una sexualidad liberada de prejuicios.

nosotros a diario, sólo que nos encargamos de taparlas, de pasarlas al lado oscuro de la mente, ese espacio interior reservado para lo inconfesable.

DE LA COMUNICACIÓN NACE EL DESCUBRIMIENTO

Para recuperar la buena sexualidad que la represión nos ha quitado es preciso hablar sobre estos temas. Asumirlos como lo que son, estímulos irrefrenables de la vida cotidiana, y sacarlos a la luz en la intimidad de la pareja, compartirlos y quitarles la etiqueta de la censura.

En numerosas ocasiones se ha repetido que la comunicación entre los amantes es indispensable para desarrollar una buena relación y mejorar la sexualidad individual. En el caso de las prácticas sugeridas en estas páginas, esa premisa es indispensable. Conocer los gustos y las reacciones, lo que provoca molestia o desagrado al amante, permitirá avanzar en los juegos. Todas las prácticas descritas en este libro necesitan de la comunicación entre los amantes antes, durante y después de llevarlas a cabo. Hablar de ello arroja luz sobre la relación: se puede saber si ella o él están de acuerdo en que los inmovilicen o que les venden, o si el juego de roles o el sexo en grupo les resulta estimulante. En suma, esta información se profundiza para saber cuáles son las fantasías o los miedos y hasta dónde se está dispuesto a llegar. Y también aparece como la fórmula más válida para luchar contra la rutina en las relaciones sexuales.

La comunicación entre los amantes es indispensable para desarrollar una buena relación y mejorar la sexualidad individual.

Así se despeja el camino hacia nuevas experiencias o hacia alternativas que recreen prácticas anteriores que la pareja desea renovar. La sexualidad no convencional o no tradicional se sustenta en las negociaciones entre las dos partes hasta llegar a un punto de acuerdo en el que ambos se hallen satisfechos. Es la clave fundamental para que lo inconfesable no sea una traba psicológica para desarrollar determinadas prácticas sexuales, sino simplemente un estímulo más para que la sexualidad compartida sea tan placentera como se merecen los amantes.

DISFRUTAR MIRANDO

El deseo tiene efectos mágicos sobre los ojos. Cuando entra en ellos los agranda, les fija la mirada y les pinta un brillo inconfundible. Desde entonces esos ojos no son los mismos. Pierden su inocencia, destilan erotismo. Fascina comprobar como una simple y despreocupada mirada que vaga sin destino fijo de pronto se transforma al posarse sobre una escena que estimula su sensualidad. Una descarga instantánea y profunda convierte a esa persona en un ser invadido por el deseo sexual. Lo que ve lo excita, su corazón se acelera, su imaginación se dispara, su impulso se multiplica. Sus ojos brillantes se concentran y sienten una irrefrenable atracción sólo por aquella escena que intuye será un camino hacia el placer.

Descubrir estas sensaciones, en muchas ocasiones, resulta un juego cotidiano. A veces son producto de la casualidad, de un cruce de miradas o de un gesto premeditado que busca la mirada. Ocurren tanto en lugares públicos como privados, con consentimiento o sin él. Y se repiten mucho más de lo que pensamos durante la vida diaria, aunque pocas veces se cuentan las experiencias porque pueden llegar a ser sensaciones de placer tan íntimas e intransferibles que se protegen en el cajón de los recuerdos inconfesables. Ciertas personas sienten que contarlo significa quedar expuesto ante los demás. Otras encuentran que mirar sin consentimiento es una sensación contradictoria: su formación moral les dice que es un «acto incorrecto» o «impuro», en tanto la respuesta de sus cuerpos les grita lo contrario. Estas reacciones dependen en parte de las experiencias del pasado. Porque disfrutar de estímulos sexuales a través de las miradas crece junto a cada persona y va dejando sus perlas de deseo desde el propio amanecer sexual.

EL DESPERTAR SEXUAL ENTRA POR LOS OJOS

El descubrimiento de la sexualidad en la infancia marca la vida sexual adulta. Muchas situaciones que rememoran esa etapa suelen tener una carga excitante, primitiva. En esos momentos iniciales la mirada cumple un papel muy importante: se mira a escondidas a los mayores, se leen revistas para adultos o se ven películas prohibidas para esa edad. Aunque todos son actos que se hacen desde el temor a ser descubierto, ya que la enseñanza social le transmitió al niño que son pecaminosos. Cuando ese niño llega a adulto aquellos reflejos infantiles influyen en su conducta. El adulto, al mirar o ser mirado, recupera en muchas ocasiones las emociones y sensaciones placenteras de esa época. Pero también las asocia con algo que no está bien. Por eso muchas personas tienen dificultad a la hora de jugar a mirar o ser mirados ante una propuesta directa de su amante. O finalmente acceden, pero con un pudor tan grande que les impide disfrutar.

En la adolescencia la mirada puede ser uno de los primeros pasos para entrar en contacto con la sexualidad. Todo se observa con una carga sensual inevitable: las personas mayores con su atractivo halo de sapiencia misteriosa; los cuerpos jóvenes, que emiten feromonas con forma de ondas. Los ojos comienzan a descubrir lo que atrae. Las miradas se cruzan con las de esa chica o ese chico que los arrebata. Y a través de esas mismas miradas comienzan a descubrir la propia excitación y la propia sexualidad. Son miradas que quedan muy grabadas en la memoria. Y aunque parezca que se han diluido con el

Muchas personas tienen dificultad a la hora de jugar a mirar o ser mirados ante una propuesta directa de su amante.

Es bastante frecuente que los adolescentes suelan mirar a hurtadillas los genitales de otros adolescentes o adultos. O que espíen a una pareja durante la relación sexual. No sólo es la llamada de las hormonas, sino de la curiosidad. Es algo que ellos desconocen pero que palpita en su entorno. Lo oyen en conversaciones, lo hablan con sus compañeros del colegio. El espiar hace que descubran nuevas sensaciones, todas ellas excitantes.

tiempo, consciente o inconscientemente reaparecen para servir de estímulo en las relaciones sexuales.

La adolescencia también deja su marca en la vida adulta cuando se trata de mirar sin ser visto. Esa especie de sensación de semiclandestinidad abre un puente hacia la sexualidad adolescente y también suma a las situaciones excitantes un morbo singular, cierto sabor especial y agradable que se reconoce como una placentera huella que dejó el pasado. Incluso cuando esas historias son recuerdos vivos se revisan en la memoria y se «vuelven a ver», sirven para revivir exactamente aquellas mismas sensaciones.

Carlos apenas había salido de la adolescencia y sus estímulos sexuales tenían mayor intensidad cuando transcurrían a escondidas. Cuando sólo él se beneficiaba con aquellas miradas furtivas que buscaban las curvas y los escotes, las piernas abiertas al descuido o un tirante caído que desnudaba un hombro y amenazaba con desproteger un pecho. Su cuerpo se ponía en tensión y vibraba con su secreto y en secreto. La revolución de las hormonas lo había invadido y sus ojos atentos a cualquier situación excitante buscaban sin cesar una escena sensual. Aquella calurosa tarde en casa de su tía subió las escaleras para refrescarse en la terraza. De camino, y sobre un banco del pasillo, vio unas braguitas colgando del apoyabrazos de un sillón. Su respiración se cortó y se puso en alerta como un depredador cuando intuye la presa. Dos pasos más adelante una corta camiseta de tirantes, abandonada en el suelo, señalaba el camino hacia el baño. Carlos escuchó entonces el sonido del agua de la ducha. Su prima Leonor, un par de años mayor que él, estaba a pocos metros, desnuda, con sus largos rizos negros y húmedos cayendo sobre sus pechos, disfrutando de aquella agua fresca que resbalaba por su piel caliente, que mojaba sus pechos y caía en cascada desde su ombligo hasta el canal de su entrepierna.

Ella se enjabonaba con pausa, disfrutaba el frescor del agua que erizaba sus pezones.

Carlos estaba ensimismado con esa imagen que aparecía en su mente con el fondo del ruido del agua como una melodía que lo transportaba. Despertó de su ensueño y caminó algunos pasos con la esperanza de espiar por la cerradura, cuando su corazón se agitó: la puerta estaba entreabierta y la escena era inmejorable. El calor era tan alto que su prima había corrido las cortinas y se presentaba ante sus ojos con la cara enjabonada, los ojos cerrados y todas las curvas y montes de su cuerpo al descubierto. Sólo para él. Se acercó con sigilo, empujó algo más la puerta para ampliar la visión, contuvo la respiración y se quedó en silencio y paralizado, como una estatua de mármol. Ella se enjabonaba con pausa, disfrutaba el frescor del agua que erizaba sus pezones. Carlos no perdía detalle y su mirada recorría por partes la piel desnuda de Leonor, sin obviar detalles. Su agitación aumentaba por momentos. Pero su excitación creció cuando ella bajó su mano enjabonada sobre su pecho y luego llenó de espuma su monte de Venus, jugando con los rizos azabache que lo cubrían. El pene de Carlos latía tanto como su corazón. Ella parecía abandonada al placer del agua y a la espuma que crecía y crecía entre sus piernas, mientras su mano se movía suavemente. Leonor entreabrió la boca para tomar aire mientras su pecho se agitaba levemente y su lengua sedienta hacía salpicar el chorro de la ducha. Carlos no soportó la tensión, metió la mano dentro de su bañador y, apoyado de perfil sobre el marco de la puerta entreabierta, apretó su pene imitando el ritmo de la mano cubierta de espuma que se movía y se movía...

MIRAR Y SER MIRADO, ÉSA ES LA CUESTIÓN

El placer de mirar no está ligado siempre con espiar clandestinamente, sino con las sensaciones que pueden despertarse en cualquier momento, como un ejercicio

El juego de la observación y el estímulo sexual existe a diario en la vida cotidiana, sin que nadie deba sentirse culpable porque escenas o visiones sensuales despierten a menudo, de manera espontánea y en lugares inesperados, la libido.

íntimo de excitación, cuando la observación es estimulante. Pedirle al amante que camine desnudo por la habitación en penumbras suele resultar muy excitante, hasta el punto de hacer crecer el deseo. Mirar con calma cada movimiento, pedirle al compañero que haga algún gesto o que se toque —para mirarlo con libertad y excitación— puede ser uno de los juegos que preparan la relación sexual. Lo cierto es que mirar o ser mirado no es un hecho aislado, desvinculado, acaso al contrario; se puede integrar entre otras variantes de la relación. En algunos casos, hombres y mujeres se ven tentados a mirar o a ser mirados, pero cierto temor al rechazo o a ser juzgados hace que repriman ese acto que puede contribuir a despertar el deseo o a aumentarlo.

En cualquier caso, el juego de la observación y el estímulo sexual existe a diario en la vida cotidiana, sin que nadie deba sentirse culpable porque escenas o visiones sensuales despierten a menudo, de manera espontánea y en lugares inesperados, la libido. Inesperadamente los ojos se topan con un escote pronunciado en el autobús o con una falda corta sobre unos músculos firmes; o un vestido apretado que muestra o insinúa las formas bien marcadas de las nalgas o de los pechos, e inevitablemente la fantasía se despierta. Un hombre en la piscina o estirado boca arriba en el jacuzzi atrae miradas sobre los genitales, que se marcan cubiertos por el ajustado bañador. Son éstas situaciones puntuales que muchas veces disparan el deseo y empujan a prolongar las miradas, abierta o disimuladamente, porque ese estímulo visual es un alimento para el placer que la imaginación comienza a moldear. Incluso escenas del día a día (ella depilándose, acariciando sus piernas y su entrepierna o el leve masaje en sus muslos al extender cremas sobre la piel) pueden resultar un espectáculo excitante para el compañero sexual, tanto si se produce de forma espontánea como si se prepara la escena con la intención de excitar.

La afición y la atracción que genera mirar a otro con deseo es tan profunda que la publicidad utiliza cuerpos desnudos, en poses y gestos eróticos, como un recurso habitual para promocionar productos en la televisión y la prensa. Incluso los carteles publicitarios callejeros y de carreteras, algunos de ellos gigantografías de contenido altamente insinuante, han sido causa de numerosos accidentes de tráfico.

Es verano y el día lo demuestra: el calor es intenso, crea un clima sofocante y caliente. El sol se refleja en la arena de la playa y se multiplica en el mar. Es un escenario salvajemente sensual. Manuela está estirada en una tumbona y a pocos centímetros, en otra, está acostado David. Ella lleva un bikini diminuto: el sostén deja al descubierto la mitad de sus pechos, por encima de los pezones. El tanga le cubre por delante el triángulo del monte de Venus y por detrás una tira del grosor exacto del canal de los glúteos amenaza con hundirse entre ellos. En ese clima sofocante y caliente David recorre a su novia con la mirada y siente que cada vez que repite una palabra crece la excitación. Ella no deja de mojarse los labios con la lengua sin saber el efecto que produce en David. Las respiraciones se agitan porque el calor es insuperable. Las gotas de sudor resbalan por el cuello de ella y corren por el canalillo pecho abajo. David se acomoda de perfil y el cuerpo a contraluz de Manuela empieza a ser como un espejismo erótico y obsesivo.

Ella se mueve lentamente y también se pone de perfil sobre la tumbona, frente a él. Como para conversar. Habrá diálogo, pero será de gestos. Él, con los ojos entrecerrados por efecto del sol, clava su mirada en los pechos, ahora rebosantes por la posición de ella. Manuela mueve lentamente la mano y uno de sus dedos empieza a jugar con las gotas de sudor, las acompaña por el borde de su sostén y las guía para que caigan sobre su pezón. Luego mete el dedo mayor y se acaricia voluptuosamente el pecho. El pezón reacciona y David también. Lanza un suspiro profundo, intuye que la escena está comenzando y habrá mucho más para mirar. Esa actuación pública, disimulada y en directo, lo excita como pocas cosas. Ella lo mira, entra en el juego y sigue la función. Se pellizca el pezón hasta ponerlo erecto y exponerlo a través de la tela. Moja su dedo con la lengua y refresca su abdomen haciendo giros alrededor del ombligo. Su mano sigue bajando y queda apretada

El pezón reacciona y David también. Lanza un suspiro profundo, intuye que la escena está comenzando y habrá mucho más para mirar.

entre sus muslos húmedos. Después los acaricia suavemente. Con disimulo, cada vez que su mano sube por el interior de los muslos, estira su pulgar para rozar la vulva sobre la tela. David contempla el espectáculo extasiado y concentrado. A su alrededor toman el sol un centenar de personas aletargadas, un par de niños se entretienen haciendo castillos de arena y la voz de un vendedor de helados rompe la monotonía. Pero para él ese entorno no existe, sus ojos son un periscopio clavado en la entrepierna de su novia y en ese pulgar que ya siente como un hermano gemelo de su pene...

* * *

Es sábado por la mañana y Emilio se toma todo el tiempo que no tiene durante la semana para cuidar su cuerpo. Sus brazos y bíceps relucen con ese aceite balsámico que cuida su piel. Algunas gotas de perfume se perpetúan en el vello que cubre su pecho, mientras él se anuda la toalla por debajo de la cintura frente al espejo. Estira la mano hacia el estante más cercano para coger la espuma y la cuchilla de afeitar. Su amante lo espía desde la puerta sin ser vista y descubre una nueva clase de sensaciones y

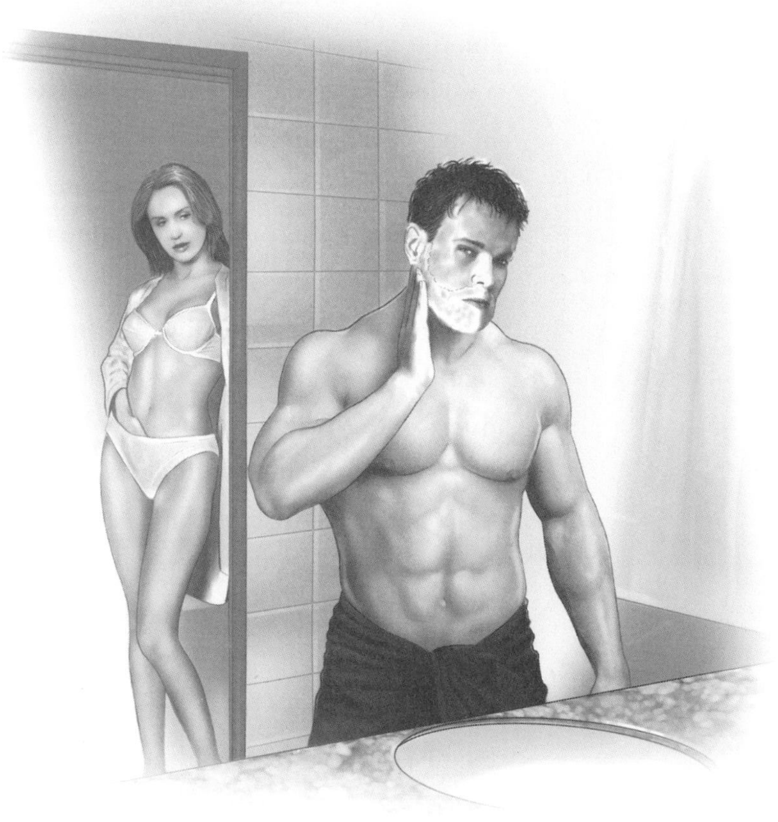

estímulos. Es un mundo nuevo para ella. Siente un placer que se transforma en un cosquilleo interior mientras observa cada uno de los movimientos de Emilio. Él, ajeno a la excitación que despierta, actúa libremente sin saber que cada movimiento aumenta la excitación de ella. Mira ambos perfiles de su cara, levanta levemente la barbilla para inspeccionar la barba y se acaricia la cara con el dorso de la mano para sentir el roce áspero. Ella, en tanto, observa sus anchos hombros y recorre la piel de su espalda como si fuera la primera vez que la ve, como si fuera un desconocido. Un hombre semidesnudo en su baño con esa insinuante toalla que reposa sobre los músculos duros de sus nalgas... Y esos brazos fuertes que se mueven seguros... Y luego la exquisita delicadeza con que desliza el filo de la cuchilla sobre su cara para limpiarla de aquella suave y perfumada espuma... Nunca hasta ese sábado se había detenido a mirar la carga sensual de su amante rasurándose. Y no está dispuesta a dejar pasar la oportunidad...

EL EROTISMO, MÁS FANTASÍA QUE BELLEZA

Ondulantes y sugerentes bailarinas en espectáculos públicos o privados fueron el centro de atención de los ojos de miles de hombres desde el comienzo de la historia. Más concretamente en la Grecia clásica, el Imperio romano y el mundo musulmán. Cuerpos cimbreantes y semidesnudos que se movían rítmicamente y liberaban las fantasías de sus observadores fueron un antecedente del erotismo que entra por los ojos.

Al inicio de nuestra era las *puellae gaditanae* (bailarinas formadas en el sur andaluz) montaron en Roma compañías que acudían acompañadas de músicos a fiestas contratadas por hombres ricos, o a espectáculos públicos. Esos grupos de músicos y danzarinas provocativas cultivaron en la capital imperial un tipo de cantos y bailes

No siempre atrae la mirada un cuerpo bonito. Hay cosas menos frecuentes que a muchas personas les despierta morbo mirarlas: una cicatriz, un muñón, los tatuajes con excoriaciones, un hombre muy peludo, una barriguita prominente, una calva, muslos con estrías, manos muy grandes, personas obesas, *piercings* en distintos lugares del cuerpo... Los estímulos, como los gustos, son incontables.

incitantes, que en algunos casos servían como aperitivo a las orgías. Algo similar a las danzas árabes del vientre, aunque estas últimas con una carga de erotismo más sofisticado, donde los velos transparentes jugaban un papel especial.

Más cercanos en el tiempo, en los prostíbulos franceses de finales del siglo XIX existía el «servicio» de mirar a sus clientes de manera abierta. Algunos hombres llevaban a sus esposas a los burdeles a ver espectáculos erótico-pornográficos con la intención de desinhibirlas y estimular su sensualidad. Luego las convencían para que se acostaran con otros clientes, mientras ellos observaban atentamente. Si no tenían pareja, pagaban a una prostituta y la ofrecían gratis a otro hombre con la única condición de poder mirar cómo mantenían relaciones sexuales.

Cuando se habla de estas escenas y espectáculos, donde se contempla una actitud erótica o un cuerpo que despierta deseos sexuales, generalmente se hace referencia a hombres y mujeres que exhiben físicos bellos y proporcionados. En suma, lo que se denomina guapo/a según los criterios de belleza que rigen las convenciones sociales y la moda. Sin embargo, no suele ser así. El erotismo no depende de la belleza al uso, sino del deseo subjetivo de cada persona, de sus fantasías, del morbo que guarda su inconsciente y que aparece ante estímulos inesperados. Muchas veces el mensaje erótico lo envía una parte del cuerpo: unas piernas torneadas, unos muslos rollizos, la forma de caminar, un antebrazo velludo o un simple gesto, que para el resto de la gente no tiene significado, y en cambio a esa persona en particular la incita irrefrenablemente. En los juegos sexuales, el compañero de cama le pedirá a su amante que le muestre esa parte de su cuerpo, para contemplarla, dejarse llevar por las sensaciones que le despierta y hacer crecer la excitación mientras mira, ya sea para masturbarse o para preparar la relación posterior.

El erotismo depende del deseo subjetivo de cada persona, de sus fantasías, del morbo que guarda su inconsciente y que aparece ante estímulos inesperados.

Era media mañana y aún no había podido sacarse de la cabeza esos inquietantes sueños que la despertaron agitada de madrugada. Un hombre desconocido de rasgos recios la sostenía con sus brazos velludos y luego sentía cómo sus dedos largos y potentes le acariciaban los brazos, los hombros, los pechos, las nalgas y las piernas en un interminable masaje, mientras ella se estremecía ante cada roce, sin poder apartar la mirada de sus brazos. Una semana sin sexo fue la justificación que Irene se dio a sí misma. Sin recuperarse, llegó excitada a la consulta del dentista. La asistenta le anunció que en pocos minutos sería atendida. Mientras esperaba se le cruzaba como un flash la imagen del hombre del sueño que aparecía en su mente y le provocaba un ligero estremecimiento de placer.

Estaba distraída cuando el dentista abrió la puerta y la llamó a la consulta. Se sentó en el sillón y después de intercambiar un par de palabras formales se relajó. Estirada sobre el sillón, y con la boca abierta, se veía en una posición poco erótica; en ese momento se le borraron los pensamientos excitantes. Juan, el dentista, empezó a revisarle la boca. Llevaba una bata de manga corta que dejaba al descubierto sus antebrazos. Eran la debilidad de Irene y al verlos empezó a excitarse sin darse cuenta. Cada vez que él cruzaba el brazo por delante de sus ojos para coger un utensilio o para trabajar en su boca, ella clavaba sus ojos en esos músculos, y no perdía detalle cada vez que se tensaban. Estaba fascinada con la piel y el vello abundante que se adivinaba suave al tacto. Se imaginaba acariciando y besando aquel antebrazo que le provocaba una voluptuosidad sin límites. Juan ya había percibido en otras ocasiones que a su paciente se le aceleraba la respiración al rato de estar sentada en el sillón, pero no sabía cuál era el motivo: miedo o deseo. Mientras estaba abstraído en ese pensamiento escuchó la voz de Irene, que le preguntaba si alguna vez le habían dicho que tenía unos antebrazos fascinantes. Se hizo el silencio y ambos rieron. Él aprovechó el momento ínti-

Mientras esperaba se le cruzaba como un flash la imagen del hombre del sueño que aparecía en su mente y le provocaba un ligero estremecimiento de placer.

La pantalla del ordenador es una gran ventana por la que se puede disfrutar mirando. Es posible acceder a *chats* eróticos donde se observa a la persona con la que se mantiene una charla caliente o abrir *links* con *webcams amateur* situadas en dormitorios y baños. También es posible bajar películas eróticas y pornográficas, profesionales o caseras, pagando una tarifa o enviando un mensaje SMS.

mo para sugerirle que la próxima cita fuera a última hora, de ese modo sus brazos podrían dedicarse, sin prisas, solamente a ella.

EL MORBO DE MIRAR TAMBIÉN SE PROVOCA

Alcanzar el placer mirando una situación excitante no sólo se logra al espiar de forma clandestina o por un afortunado oportunismo. Esos momentos pueden prepararse. Son muchas las parejas que dan un giro a su relación al proponer a su compañero sexual que tengan relaciones con una tercera persona en su presencia, mientras ellos miran. Incluso en algunos casos, ese escenario se prepara sin que la tercera persona tenga conocimiento de ello. Ese juego íntimo se produce en lugares públicos, en los que, por ejemplo, una mujer provoca con roces o miradas a una tercera persona hasta que ésta acepta la invitación. Mientras, su compañero observa y se excita. Este tipo de situaciones a veces se desbordan porque esa tercera persona desconoce los límites del juego. Sin embargo, el morbo que despierta suele desencadenar una carga sexual tan profunda que mejora la posterior relación entre los amantes. En otras, el juego es abierto y la tercera persona participa desde el consentimiento, y, aunque previamente incluso se puede establecer su papel —pasivo o activo— con ciertas fronteras que no debería cruzar, la pasión puede desbordar cualquier acuerdo previo.

El juego de mirar y ser mirado goza muchas veces de un consentimiento tácito.

Un baile sensual o una manera erótica de desnudarse para masturbarse delante del amante son escenas espontáneas o pactadas de antemano que tienen un efecto excitante.

El juego de mirar y ser mirado goza muchas veces de un consentimiento tácito. Un hombre descubre que ciertos gestos habituales como pasarse la mano por los labios concentran la atención de una mujer. Entonces crece esa complicidad, esa mirada de deseo que es a la vez demanda y aceptación. Y se establece sólo esa relación visual. Como si ambos disimularan lo que ocurre, aunque cada gesto, cada movimiento sea una provocación; un lenguaje excitante que sólo ellos pueden interpretar.

Cada día a las ocho de la noche Francisco sale a su patio trasero a refrescar sus plantas. Una regadera semivacía es la coartada. Mientras vuelca unas pocas gotas sobre los geranios levanta la vista hacia la ventana de la segunda planta: es amplia, la luz está encendida y la falta de cortinas permite ver las alacenas de la cocina. Un momento después aparece María. Se pasea insinuante e indiferente ante los cristales, como si fuera un escenario. Empezará a preparar la cena, como cada noche, con su pequeño delantal bajo el que flotan sus pechos desnudos. Cuando gira y se pone de puntillas para coger un frasco del estante de las especias muestra su espalda y sus desnudas piernas. Bajo el delantal no lleva más que una breve braguita que libera sus firmes nalgas. Francisco baja y sube la cabeza para mirar. No sabe si ella quiere que la observen, pero él quiere mirar. Y la duda lo excita casi tanto como lo que ve. A pesar de que este juego se repite casi cada día, no puede dejar de pensar en su vecina casi como un sueño erótico. Ella desaparece del cristal por unos instantes como si supiera que su ausencia provocará ansiedad en su admirador. Comienza a sonar un suave son cubano y María reaparece con una cuchara de madera en la mano: bailando voluptuosamente separa las piernas y entrecierra los ojos. Se mueve despacio, mientras prepara la comida. Francisco mira de reojo a los otros balcones, como si temiera ser descubierto, pero nadie mira, sólo él, y parece que su mirada es consentida. Se siente seguro y disfruta. Tras probar la salsa que prepara, María repasa sus labios con la punta de la lengua y chupa la cuchara de madera lenta y profundamente. Una gota le cae en el canalillo, siente la tibieza y goza: echa la cabeza

No sabe si ella quiere que la observen, pero él quiere mirar.

hacia atrás, un dedo se pierde en el escote y se demora más de la cuenta en busca de la gota furtiva. Luego se chupa el dedo mientras imagina otra situación. Y baila, se mueve sensualmente, se muestra. Francisco disfruta agitado y concentrado en aquella imagen explosiva, semiprohibida y caliente que cada tarde noche le regala placer desde una ventana.

LOS ESPEJOS DEVUELVEN LA MIRADA

No es casual que en los moteles, donde se citan las parejas sólo para tener sexo, haya tantas habitaciones tapizadas con espejos: en las paredes, en los techos; rectos sobre la cama o inclinados para recoger una imagen. Es el juego de la pasión compartida y múltiple para mirarse a uno mismo o al cuerpo desnudo del compañero sexual desde esas distintas miradas que devuelve el espejo. Se pueden ver los cuerpos, el propio y el otro, desde ángulos distintos, nuevos, que despiertan una voluptuosidad particular. Incluso sin desviar la vista del espejo las caricias se sienten de forma diferente.

Para muchos, el espejo actúa como un ojo que mira desde la distancia y deja ver todos los detalles, simultáneamente. Mientras ella se masturba puede contemplar su propia cara de placer, a la vez que su vulva se refleja ante sí misma. Cuando se inicia esta práctica de la autocontemplación erótica puede ser que inicialmente algunos prejuicios actúen contra el morbo, pero acostumbrarse a ello, sumar madurez sexual para ser testigo del propio placer, permite añadir nuevas posibilidades para gozar. Estos juegos despiertan la imaginación para conseguir nuevas variantes: el reflejo curioso y ajeno en los azulejos brillantes de la cocina, la intimidad acogedora del espejo del vestidor o el espejo del baño en medio de la bruma del vapor de una ducha caliente. Ciertos espejos especiales, como por ejemplo los retrovisores de los coches, permiten el intercambio de miradas insinuantes y eróticas. Y en algu-

Un estudio realizado por el neurólogo Knut Kampe, de la Universidad College de Londres, asegura que las personas que lanzan miradas furtivas para apreciar los atractivos de otra activan en su cerebro las áreas relacionadas con la satisfacción y el placer. Esa región cerebral —el núcleo estriado ventral— es la misma que se activa, según estudios anteriores, cuando se reciben premios, recompensas o reconocimientos.

nos casos, corrigiendo el enfoque del espejo, se transforman en verdaderas cámaras que transmiten una situación erótica en exclusiva para el espectador al que va dedicada. Algo similar pasa con los espejos de los probadores de las tiendas, que, en ocasiones, devuelven la imagen de un cuerpo desnudo e insinuante, un gesto provocativo o directamente una invitación sexual, cuando la cortina queda entreabierta.

En un rincón de la amplia habitación, el biombo de dos hojas espejadas se abre para recibir la imagen de Inés en penumbras. Cuatro velas que la iluminan a su espalda resaltan a contraluz el dibujo de su silueta y dejan ver detalles de su cuerpo cubierto por los botones de la blusa entreabierta. Sus manos acarician la tela que marca sus pezones erguidos. Su cara es la cara del deseo. Los dedos recorren la piel del cuello y siguen su caricia por el pecho y bajo la tela. Javier la contempla en el espejo desde atrás. Su excitación aumenta ante cada nuevo movimiento. Ella también lo mira a través de los èspejos y ve la respuesta en sus gestos cargados de lujuria: él lame uno de sus de-

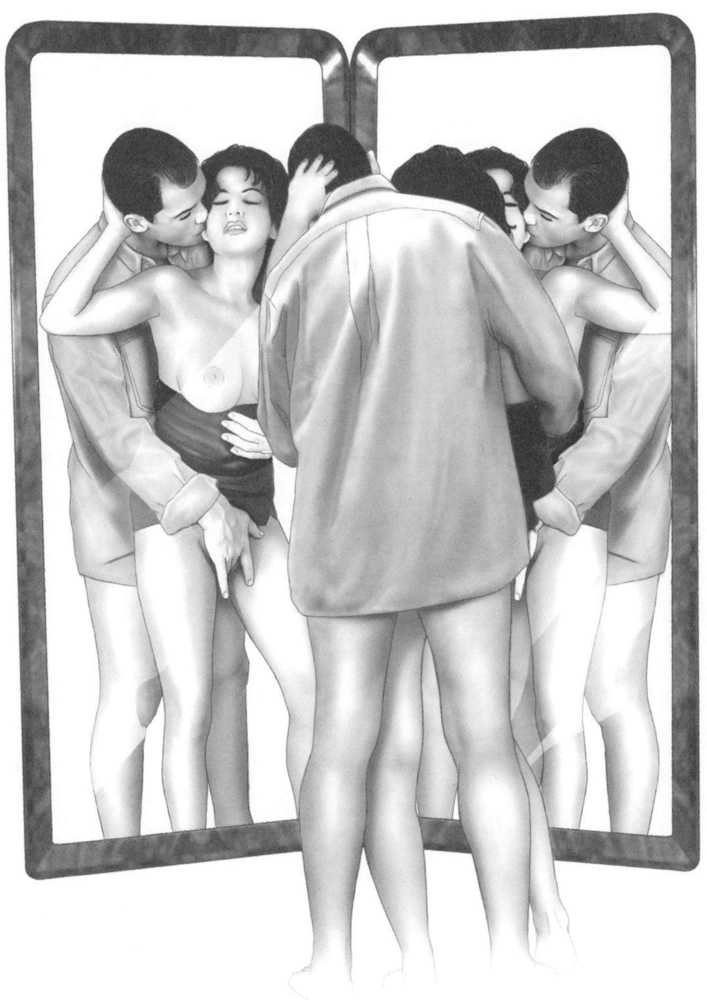

dos mientras la otra mano aprieta el interior de su muslo, acercándose cada vez más a sus genitales. El deseo existe en el espejo. Es la quinta dimensión erótica en la que hacen realidad sus fantasías y viven sus pasiones. Javier se acerca y apoya sus manos en los hombros para empezar el ritual del contacto: con suavidad le quita la blusa y la deja deslizarse hacia el suelo. El reflejo de Inés queda completamente desnudo y palpitante. El pecho de él se frota sobre la espalda de ella. Y cada vez se pega más. Su pubis se funde con las nalgas de Inés y su piel acaricia la de su amante. Nunca se miran directamente. Pero ella siente ese cuerpo que la busca y lo ve en el espejo. Todo ocurre en esa pantalla doble que les devuelve la mirada y enciende el frenesí. Cuando la respiración de ella se ahoga en gemidos y sus piernas flaquean por el deseo, él la sostiene con sus brazos y acaricia su cuerpo de arriba abajo, de su vientre hasta sus piernas, de sus brazos a sus pechos.

No tiene prisa, se deleita mirándola desde todos los ángulos cuando ella tiembla de placer. El sexo reflejado ya es incontenible.

* * *

Teresa baja las escaleras a saltos, apenas ha podido lavarse la cara y vestirse deprisa y corriendo. Llega tarde a una reunión de trabajo. El maldito despertador se estropeó una vez más y tiene el tiempo justo para ponerse una camisa blanca transparente, la falda ajustada negra y la chaqueta gris. Ya se peinará y se retocará en el taxi. Tiene suerte, apenas pisa el bordillo de la acera ve venir un taxi libre. Cuando se acomoda en el asiento trasero su falda ajustada se le sube más allá de la mitad de los muslos. Agitada, le indica la dirección al taxista. Sin perder tiempo, saca su espejo y comienza a maquillarse. Minutos más tarde, cuando mira por la ventanilla para ver por qué calle van, observa en

Minutos más tarde, cuando mira por la ventanilla para ver por qué calle van, observa en el espejo retrovisor los ojos del taxista clavados en sus piernas.

el espejo retrovisor los ojos del taxista clavados en sus piernas. Él, al ser descubierto, mira rápidamente hacia adelante. Es extraño, pero en esta mañana agitada, semejante episodio cambia los pensamientos de Teresa y se descubre excitada. Como si nada hubiera sucedido, se dibuja el contorno de los ojos y, aunque no mira hacia el taxista, intuye que él la está espiando. El taxista parece excitarse con cada movimiento de las manos y las piernas de Teresa. Ella se siente excitada por la situación. Saca de su bolso el lápiz de labios y lo hace girar lentamente para que salga poco a poco. Estudia el movimiento más morboso y lo realiza. Él sigue mirándola por el retrovisor embelesado. Teresa frota la barra púrpura sobre sus carnosos labios y luego los aprieta. Levanta la vista y lo descubre otra vez en el espejo, pero ahora le sostiene la mirada por un instante. «Sé que me estás mirando, y me gusta», parece decirle. Él, con cierto descaro, y para no perder detalle, acomoda me-

Ella se siente excitada por la situación. Saca de su bolso el lápiz de labios y lo hace girar lentamente para que salga poco a poco.

jor el retrovisor, sin atender demasiado el tráfico. Ella permanece aparentemente indiferente, abre las piernas y levanta una para hacer como que se estira la media, mientras le ofrece un panorama íntimo al conductor. La excitación de éste aumenta hasta el descontrol, por eso decide ir despacio y por la derecha. A Teresa ya no parece importarle la reunión de márketing, a la que llega tarde. Este juego la tiene atrapada. Y sigue. Desabrocha sin pudor dos botones de la camisa y mete sus manos para acomodarse mejor el sostén, aunque se acaricia más de la cuenta. Aunque no lo mira sabe que los ojos del taxista, abiertos de par en par, no dejan de atender cada gesto de su voluptuosa provocación…

MÁS DE DOS

Sexo sin compromiso ni intimidad: son las dos claves de la máxima desinhibición. Alcanzar ese estadio del sexo, en el que se mantienen relaciones simultáneas con un grupo de personas, conocido o desconocido, es un punto de inflexión en la vida sexual a partir del cual será posible aligerar la carga de prejuicios y liberarse para elegir y decidir, sin trabas, la relación que más apetece.

El sexo grupal todavía se observa socialmente tras el velo de las prácticas inconfesables, de manera que decidirse a experimentarlo implica liberarse, romper esos fuertes escrúpulos que cierran las puertas al placer diferente.

La mala memoria siempre nos juega una mala pasada como especie. Desde los orígenes, el sexo en grupo fue adoptado por distintas tribus y clanes primitivos como fórmula efectiva para la supervivencia del grupo, en momentos en que la fertilidad era un requerimiento a los dioses. Más tarde, los propios dioses dieron ejemplo. Dicen que Baco, el dios griego del vino, organizaba fiestas multitudinarias donde no había límites para el vino, la comida y el sexo. De estas prácticas derivaron las orgías. Las romanas quizá son las más recordadas. Sin embargo, en el medievo las cortes de reyes bárbaros o católicos organizaban las suyas, incluyendo al clero, uno de los factores de poder de la época. La práctica de sexo en grupo fue ocultándose, haciéndose tabú e inconfesable en los siglos posteriores, en parte por la influencia cultural y en parte por la hipocresía de quienes detentaban el poder: nobles, militares y sacerdotes. El sexo en grupo, que ellos practicaban con frecuencia en fiestas privadas, era liberador y placentero, algo que no se podía permitir a la mayor parte del pueblo llano, ya que esas prácticas no confluían con los dos sentimientos que debían infundir para la dominación: temor y represión. En la actualidad, el sexo en grupo parece levantar el vuelo. Son muchas las personas que opinan que sus sensaciones más primitivas, como el deseo sexual y la excitación, aumentan en un ambiente en el que oyen, ven, tocan y huelen a otros seres humanos teniendo sexo.

MENÚ A LA CARTA PARA EL SEXO MÚLTIPLE

Destruye mitos, rompe tabúes y echa por tierra sentimientos tan perjudiciales para la felicidad como son los celos y la infidelidad. Cuando una pareja decide ampliar el juego de las relaciones y disfrutar de su sexualidad, los amantes se abren a una serie de posibilidades con la naturalidad que otorga la libre elección de la búsqueda del placer. Tener sexo en tríos o en grupos de mayor número es, probablemente, la actividad que aglutina, a su vez, varias prácticas inconfesables simultáneamente: es posible disfrutar exhibiéndose, mirar cómo lo hacen los otros, ver o protagonizar prácticas de dominación-sumisión o montar juegos de roles. Aunque también algunas personas tienen suficiente con participar y gozar con naturalidad de las sensaciones liberadoras de mitos y tabúes.

Destruye mitos, rompe tabúes y echa por tierra sentimientos tan perjudiciales para la felicidad como son los celos y la infidelidad.

Cierta normalización del sexo en grupo funciona actualmente a partir del conocimiento que se tiene, a través de los medios de comunicación, de lugares de intercambio de pareja *(swinger),* fiestas organizadas de sexo en grupo o los numerosísimos sitios de contactos en Internet. Aunque es evidente que todo este movimiento se produce como respuesta a una necesidad, a un deseo y también a una visión muy común en las fantasías sexuales y los sueños eróticos de hombres y mujeres, donde las escenas de sexo grupal o de tríos ocupan un lugar privilegiado.

Las *Jacob's party* son fiestas realizadas en una casa en las que un grupo de gente conocida tiene sexo en grupo con un límite: está prohibida la penetración. Estas reuniones de origen inglés permiten el sexo oral y la masturbación y buscan potenciar una actitud abierta en la que no se puede elegir con quién se desea tener sexo.

Lo cierto es que esa apertura dejó lugar para elegir posibilidades; una especie de menú a la carta para escoger si apetece practicar el sexo en grupo con desconocidos, incluir a la pareja; hacerlo sólo con amigos o en tríos, incorporando una tercera persona a la pareja o constituyéndose en la tercera persona para otra pareja. Y, desde luego, la posibilidad de concurrir en pareja a lugares de intercambio.

Desde hace un mes se siente agobiada en el trabajo, pero la última semana ha sido asfixiante. Demasiada tensión acumulada. «Necesito compensar con horas de placer sereno tanto estrés», se repite a sí misma, como buscando una balsa que la salve de la pesadilla. Laura lo sabe, pero no encuentra dónde ni con quién. Está en plena organización de un proyecto para una ONG cuando suena el móvil: unos conocidos del viaje a Egipto la invitan a cenar esa misma noche. Es una oportunidad para distraerse. No se lo piensa y acepta. No pregunta si habrá más gente o quiénes irán. A las siete se marcha del trabajo a su casa. Sólo quiere olvidarse de la enésima discusión laboral y sueña con una ducha reparadora que la prepare para una noche distinta. Se maquilla, se viste con una camiseta de finos tirantes verde limón y una falda. Cuando llega, la reciben con suma amabilidad y la hacen pasar a una sala decorada con colores y adornos muy sensuales, alfombras y cortinas orientales y un persistente aroma a sándalo que flota en el ambiente. La lista de invitados es breve: sólo ella. Después de beber un aperitivo árabe a base de anís pasan al comedor. La cena y el champán francés son tan agradables y sensuales como el ambiente. Los anfitriones son encantadores y tienen una pizca de misterio que no logra descifrar, pero que la llena de agradable inquietud. Ya no recuerda su problema laboral. El humor le ha cambiado. Descubre cierto juego de miradas y complicidad entre la pareja. Las burbujas de otra botella aumentan las percepciones deliciosas. Pasan a tomar el café en la sala. Pocos minutos después él trae una nueva botella de champán para brindar por los dioses egipcios que los reunieron a los tres. Laura está sentada en un sofá con

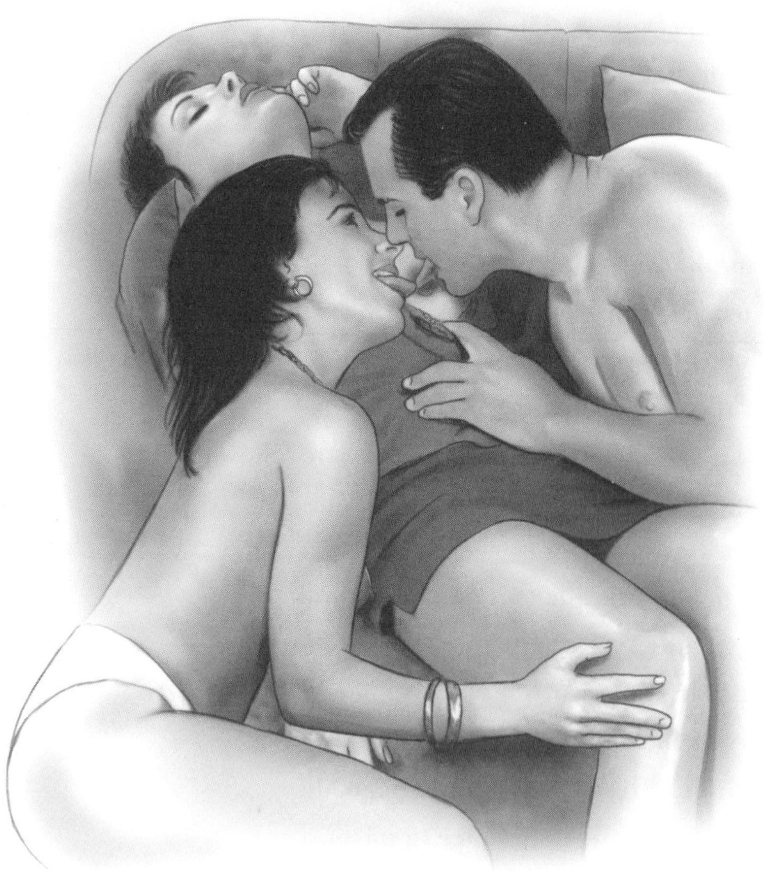

grandes y mullidos cojines de pluma. Él baja la intensidad de la luz y se sienta junto a ella, y la mujer también. Se hace silencio en la penumbra. Laura parece volar entre las burbujas y el ambiente cuando siente que una delicada mano de mujer empieza a subir por su muslo, acariciando suavemente cada porción de su piel. Se abandona al placer, cierra los ojos y segundos más tarde una ligera barba roza sus mejillas y unos labios suaves buscan los suyos...

LA PLACENTERA INTIMIDAD CON DESCONOCIDOS

A diferencia de otras prácticas, el sexo grupal no se puede llevar a cabo de forma espontánea, sin una planificación. De modo que esa fase de preparación también resulta muy excitante para quienes la organizan: escoger dónde se va a hacer la reunión, decidir el mejor espacio donde se quedará el grupo (por ejemplo, si conviene incluir o no los dormitorios); estirar alfombras cálidas, poner velas, decidir la música, la iluminación del ambiente. Incluso para quienes no tienen que preparar nada, porque son los invitados, existe ese tiempo previo estimulante; donde sube la adrenalina ante lo desconocido que se aproxima; donde se pueden imaginar mil escenarios. En este juego de visualizaciones también desempeña un rol el pasado, las experiencias de situaciones eróticas, emociones vividas y las diferentes intensidades de los encuentros anteriores que generan un mayor deseo. Suele suceder que todas estas sensaciones, al menos inicialmente, se viven más intensamente con desconocidos. Porque el sexo es más relajado que con amigos, ya que con éstos muchas personas se encuentran especialmente inhibidas. Aunque, es evidente, depende de la personalidad y las circunstancias de cada uno. Quienes son más retraídos prefieren hacerlo en un entono protegido. Sienten mayor seguridad compartiendo la intimidad con dos personas conocidas y en su propia casa, por ejem-

En las relaciones grupales, donde participa una pareja, es conveniente establecer códigos secretos de signos o gestos. Así ambos podrán comunicarse las situaciones o personas que resultan agradables o que no son gratas, sin que alguien se sienta rechazado o se provoquen situaciones no deseadas.

plo, ya que más de dos y en un sitio desconocido les provoca mucha ansiedad. Otras personas, en cambio, necesitan otro tipo de emociones: prefieren espacios que no conozcan y, además, cuantos más desconocidos participen, más fuerte será el estímulo. Incluso están los que, según el estado de ánimo en el que se encuentren, prefieren momentos más íntimamente controlados o relaciones más descontroladas que provoquen el aumento de la adrenalina.

Suele suceder que todas estas sensaciones, al menos inicialmente, se viven más intensamente con desconocidos.

La idea le rondaba la cabeza desde hacía mucho. Cuando era adolescente se masturbaba cerrando los ojos e imaginando seis manos sin rostro ni sexo que tocaban sus piernas, sus pechos, sus nalgas. Las sensaciones la desbordaban, el placer superaba las barreras que ella misma podía imaginar. La fantasía era recurrente e íntima. Nunca se la había confesado a nadie. Sin embargo, la semana anterior, protegida por el anonimato de Internet, se lo contó a un hombre mientras chateaba. La suerte estuvo de su parte. Hubo coincidencia: la fantasía favorita de aquel desconocido también era el sexo en grupo. Durante las siguientes noches las charlas fueron muy calientes. Ambos dieron rienda suelta a su imaginación estimulándose mutuamente con diálogos y frases que recreaban escenas de reuniones sexuales grupales en las que estaban incluidos ellos. Fueron noches de largas horas que siempre terminaban en una voluptuosa masturbación. Finalmente decidieron llevar a la realidad su fantasía compartida. Y la aventura es hoy. Ambos se encuentran viajando en el coche hacia un pueblo costero del sur de Francia —cercano a la frontera con España— que es un paraíso del sexo natural. Son numerosas las discotecas y los locales de encuentro que abren sus puertas a personas que tienen ansia por compartir sexo, ya sea en trío, en grupos o intercambiando la pareja. Al llegar, en una de las calles del pueblecito ven a una mujer con un abrigo

Hubo coincidencia: la fantasía favorita de aquel desconocido también era el sexo en grupo.

largo que camina muy sensual. La siguen cuando entra en una discoteca de una calle céntrica. Dentro, una barra larga y una sala amplia con pista de baile con escasa luz sirve para que hombres y mujeres se relacionen unos con otros en una fiesta llena de sensualidad. La mujer está bailando con un hombre. No se tocan con las manos, pero sus cuerpos se rozan de frente moviéndose provocativa y lentamente. Ellos se acercan y los imitan. Las bocas están a escasos centímetros para sentir los alientos calientes y la respiración agitada. Los senos de ella oscilan al ritmo de la música sobre el pecho de él. Los muslos se acarician entre sí. El desconocido que baila con aquella mujer comienza a pasar la lengua por su cuello y baja por su gran escote, mientras ellos miran y no dejan de rozarse. El hombre le levanta la falda y lleva su mano hacia la vulva para estimular el clítoris, en tanto su boca se acerca a las ingles. La situación no puede ser más estimulante. Ella se decide a imitar al hombre: lentamente comienza a agacharse mientras besa el pecho de su compañero. Sus manos empiezan a tocarle los muslos. Cuando llega a la altura del pubis, le baja la cremallera y nota su falo tieso y vibrante; lo saca con su mano y empieza a chupar despacio, mientras mira a la otra pareja.

DOS MÁS UNO SIEMPRE SON TRES

La decisión de ser más de dos no exige una escalada en paulatino aumento. Es decir, no es preciso primero formar un trío sexual para luego practicar el sexo grupal como si fuera un escalón más. Sin embargo, el trío suele estar presente en la mayoría de las fantasías. Son muchas las mujeres que imaginan compartir la cama con un hombre y una mujer; mientras que la mayoría de los hombres elaboran como fantasía predilecta tener sexo con dos mujeres.

Cuando estas ilusiones se llevan a la realidad a partir de la pareja y con la incorporación de una tercera persona, se busca enriquecer la sexualidad de la propia pareja y salir de la monotonía a través de nuevos estímulos. En una época se lo denominaba en francés *ménage à trois* por la gran influencia que ejerció en materia sexual la cultura francesa del siglo XIX. Hoy día es simplemente *trío* la palabra evocadora y estimulante de una relación sexual múltiple. Una relación con posibilidades combinadas: que dos tengan sexo mientras otro mira; que los tres mantengan una relación simultánea y encadenada, con sexo oral, penetración vaginal o anal, masturbación, intercambio de besos y caricias. En muchas ocasiones, la pasión de ese encuentro a tres es producto de la preparación, de la incitación de dos sobre uno o de las insinuaciones que caldean el ambiente previo hasta hacer inevitable un encuentro múltiple, porque el deseo vence a la inhibición.

Algunos tríos se forman con una pareja y una tercera persona a la que excita sobremanera oír a los otros dos tener sexo, con todos los sonidos naturales que surgen de la relación. Este tipo de contactos suele darse en *meublés*, cámpings o reuniones de sexo en grupo, preferentemente.

Marcos y Elsa deciden pasar el fin de semana en Andorra. El trabajo los tiene estresados, se ven poco en casa y el sexo está apagado entre ellos. Marcos, como de pasada, le cuenta que invitó a Sergio, un amigo común. Elsa lo acepta como algo natural. No dicen nada, pero algo juega en el inconsciente de ambos. Cuando llegan al principado, recorren las calles de Andorra la Vella buscando un hotel. Todo ocupado. Al fin encuentran uno con una habitación desocupada. La reservan y se van a recorrer el pueblo, las montañas y algunos senderos entre el bosque. Regresan al final de la tarde cansados. En la habitación hay una cama de matrimonio y otra individual, cercana. Los tres necesitan un baño reparador antes de cenar. Marcos y Elsa deciden tomar uno juntos, para ganar tiempo. Sergio se echa en su cama y mira la televisión mientras sus amigos comparten la amplia bañera y chapotean con juegos acuáticos que dejan escapar algunos gemidos y suspiros por la puerta entreabierta. Sergio intenta concentrarse en la película, pero siente que su excitación salta como una alarma. Un rato más tarde, Marcos y Elsa salen del baño en albornoz. Sergio se da una ducha rápida y se van a cenar a un restaurante francés. Beben un par de botellas de un buen burdeos gran reserva y luego rematan con una copa de armañac. Regresan al hotel entre risas y algún chiste subido de tono. Los tres se ponen el pijama en el baño, se acuestan y apagan la luz. Pero nadie duerme. El haber pasado un día distendido y el amigo cercano dispara el estímulo de la pareja, que comienza a practicar juegos eróticos clandestinos bajo las sábanas. Están pegados, sienten el calor de los cuerpos, sus labios no se besan, se deslizan por la piel del otro sin hacer ruido. Pero la intensidad crece y sus movimientos no se pueden controlar: se mueven en la cama, arrastran las sábanas y la respiración entrecortada invade el ambiente. Marcos le susurra algo a Elsa y ella se conmueve. Sergio no pierde detalle. Quieto en su cama, nota que él también se está excitando

Sergio intenta concentrarse en la película, pero siente que su excitación salta como una alarma.

con los sonidos que percibe. El ardor aumenta en su interior. Su mano obedece al deseo: se coge el miembro y muy despacio empieza a masturbarse. Un par de minutos después escucha la voz de su amigo que lo llama desde la otra cama. Cuando se da la vuelta y quita las mantas, en la penumbra de la habitación ve a sus amigos que levantan las sábanas y le hacen un lugar junto a ellos...

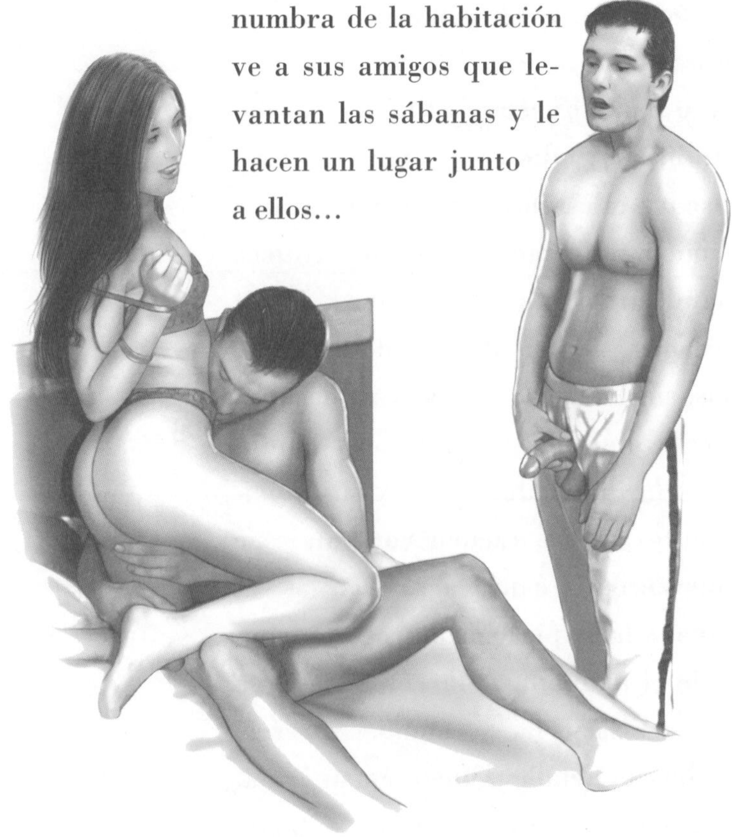

EL EXCITANTE ENCANTO DEL INTERCAMBIO

Algunas palabras se ponen de moda y adquieren un sentido directo en una jerga. *Swinger* es actualmente la palabra que se ha hecho más popular para denominar los lugares de intercambio de parejas y de relaciones liberales. Muy apropiada la palabra, ya que proviene del verbo inglés *to swing,* que significa meneo o balanceo y que puede interpretarse como libertad de movimiento. De ahí que en la jerga sexual un *swinger* sea aquella persona de mente abierta, sin complejos y dispuesta al sexo en sus múltiples posibilidades; ya esté casada, soltera o divorciada. Se trata de un perfil muy determinado: es una persona que vive la sexualidad con naturalidad, en plena libertad de decisión y se dedica a actividades tan estimulantes como el intercambio de pareja, el sexo en grupo, los tríos o cualquier otra opción que prefieran quienes participan en una sesión dentro de ese ambiente liberal.

Un *swinger* es aquella persona de mente abierta, sin complejos y dispuesta al sexo en sus múltiples posibilidades; ya esté casada, soltera o divorciada.

Aunque generalmente se cree que el *swinging* es practicado preferentemente por parejas estables, lo cierto es que cada vez son más los solteros y solteras que deciden incorporar a su estilo de vida esta estimulante práctica sexual. Suele tratarse de personas que tienen una relación equilibrada y muy buena consigo mismas y también con sus parejas, si es que la tienen. Otra característica distintiva es la negación absoluta a que la monotonía y la rutina dominen sus vidas. Ante ese riesgo prefieren la aventura, liberarse, buscar nuevos horizontes sexuales.

Los *swinger* provocan cierto rechazo en sectores tradicionalistas y puritanos de la sociedad, que los identifica como la reencarnación de personajes abocados a las bacanales y orgías romanas. Sin embargo, la vida sexual liberal y el intercambio de parejas ha ido encontrando un espacio abierto y sin restricción, de manera que no se lo considera una práctica oscura y en algunos casos hasta ilegítima, como hace algunas décadas. Es así que en la actualidad los clubes de intercambio, también llamados de ambiente liberal, son sitios de ocio totalmente legales, en los que se puede disfrutar del sexo con otras parejas, o con hombres y mujeres solos. Las instalaciones están preparadas para actividades que provoquen el gozo sensual. Todos sus espacios contribuyen a desarrollar e incrementar el deseo y las fantasías eróticas. Siempre hay una barra, compartida por los asistentes, donde cada uno puede pensar, el tiempo que desee, si accede a la zona privada, a las pistas de baile, a los cuartos oscuros, a los jacuzzis, a las camas gigantes, a las salas de vídeos pornográficos o las eróticas. Una de las ventajas de estos lugares es la delicadeza y el respeto con el que se conduce la mayoría de la gente. De manera que, por el solo hecho de estar en el local, nadie obliga a otra persona a hacer lo que no quiera; es posible participar de la actividad sexual o sólo mirar y dejarlo para otro día.

Una gran cantidad de locales de intercambio tienen su propia *web*, en la que ofrecen sus servicios. Para quienes decidan tener su primera experiencia puede ser muy útil la consulta en la red de estos locales para orientarse.

El día anterior habían planeado todo: sería en aquel local a dos manzanas del trabajo. Candela ha decidido ponerse el conjunto de encaje azul. Al final de la jornada salen de la oficina y caminan por la avenida, hasta llegar a aquella calle transversal. Están alegres y excitados. Entran en el local de ambiente liberal y se acercan a la barra para tomar una copa y romper el hielo. Conversan un rato con los dueños para enterarse del tipo de clientes que frecuenta el lugar, hasta que deciden pasar a la zona privada. En el vestuario ella quiere lucir la braguita y el sostén azul, mientras que él sólo se tapa con la toalla que había en la taquilla. Es la primera vez que se van a exhibir ante otras personas con la evidente intención de compartir sexo. Acceden a una gran sala con la precaución de la incertidumbre, mirando hacia todas partes. Hacia la derecha, una pista de baile, a la izquierda, una serie de sofás. Una tenue luz íntima y agradable envuelve el ambiente. Se sientan y deciden observar lo que pasa a su alrededor. Algunas personas están en ropa interior, otras vestidas. Cada uno parece cómodo con su cuerpo y con la situación. La música es suave y sensual. El ambiente invita a la pasión serena, creciente. Ellos se contagian. Les excita ver en la pista a varias parejas que se mecen voluptuosamente mientras se acarician bajo la ropa. Una de las parejas atrae su atención. La pasión los tiene absortos, mientras un tercero participa al ritmo de ellos tocándole las nalgas a ella por encima de la falda. Es un trío que se mueve al mismo ritmo. Cuando miran hacia otro lado ven un enorme puf con dibujos árabes y sobre él una pareja en ropa interior acariciándose; a su alrededor, tres hombres estiran las manos cada tanto para participar de esas caricias sensuales. Candela busca las manos calientes de Gonzalo, las palpa y las lleva hasta su abdomen para sentirse acariciada. Pero van lentamente. No quieren precipitarse. Controlan la ansiedad para que el placer se eleve paso a paso. Se dirigen a la habitación del jacuzzi, donde ven a otra pareja que juega bajo las aguas tibias y

El ambiente invita a la pasión serena, creciente. Ellos se contagian.

burbujeantes. Se meten en la piscina redonda e intercambian miradas y sonrisas cómplices. Bajo el agua se rozan y tocan. La chica invita a Candela a agacharse para que un chorro de agua choque contra su vulva mientras le acaricia los pechos para acompañar el placer. Al poco se unen los dos hombres, y los cuatro terminan acariciándose y besándose.

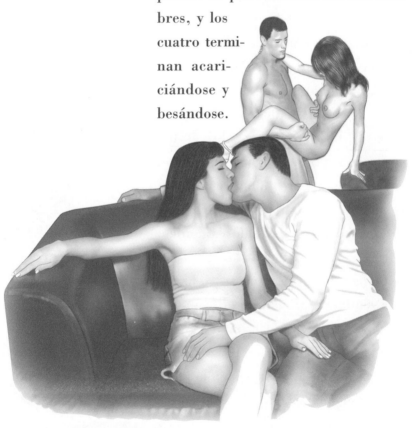

De pronto, la chica sale desnuda de la piscina, se tiende sobre uno de los bancos de madera y empieza a masturbarse. Gonzalo la sigue y acerca su pene erecto a la boca de la chica, que, sin decir nada, empieza a chupar el glande con largos lametones. En la piscina, mientras tanto, Candela se entrelaza en besos feroces con el hombre, al mismo tiempo que debajo del agua rodea el pene con su mano y lo masturba con la fuerza de su excitación.

JUEGOS DE ADULTOS SIN CULPAS NI PREJUICIOS

En el sexo en grupo se observa un punto lúdico por encima de otras manifestaciones y prácticas sexuales. Los juegos son parte de la interrelación entre los participantes y una buena manera de romper el hielo y de generar deseo. Algunos de esos juegos ya vienen preparados, como tableros y dados con un recorrido que ofrece en el camino casillas con instruc-

En los *sex shops* y en Internet se pueden comprar juegos de cartas con imágenes sexuales o de cubos en cuyas caras aparecen palabras como tocar, boca, gemido, senos, entrepierna. También existen juegos de ruleta que, en lugar de números, tienen instrucciones para realizar prácticas sexuales.

ciones sexuales específicas para quienes caigan allí con su ficha. Otro tanto pasa con mazos de naipes adaptados con figuras que representan posturas o actividades sexuales que hay que cumplir durante el juego. Sin embargo, las cartas, tanto las españolas como las francesas, siempre han sido símbolo de unir el azar con el sexo, sumando adrenalina y morbo a una situación que acabará, casi con toda probabilidad, apasionadamente. El *strip poker* es un clásico con múltiples variantes. Lo habitual es que el perdedor de cada mano se quite una prenda. Pero se puede dar más acción al juego si el ganador de cada partida decide con quién de la mesa desea tener unos minutos de relación sexual antes de volver a seguir jugando. Siempre hay a mano juegos sexuales muy imaginativos, cuyos premios pueden tener un máximo de atractivo: hacer realidad la fantasía sexual del ganador. Los juegos, más allá de ese punto de pícara inocencia, hacen que alguien pueda recibir un impulso para participar en una relación sexual múltiple o simplemente para agregarle una pizca de nueva emoción. Algunos ejemplos: colocar en un recipiente una serie de papelitos con diversas propuestas, una de las cuales puede ser realizar una llamada erótica a uno de los integrantes del grupo desde otra habitación; sortear pasar veinte minutos a solas con algún integrante del grupo en una habitación a oscuras. Incluso el juego de la infancia de «hacer girar la botella» modificado puede ser un buen comienzo del sexo en grupo; las personas que señale el cuello de la botella pueden iniciar un contacto sexual.

DULCE PRISIÓN

Desnuda, con las manos atadas a la espalda y los pies unidos por una cuerda a la altura de los tobillos, está sentada sobre la abundante hierba y junto a un árbol. Sola en la selva, rodeada del alto y tupido follaje. El calor y la humedad la agobian. Está transpirada, agitada. De pronto, a su derecha, se mueven unas ramas. Se sorprende. La sensación de temor sube por su espalda y se mezcla con un inquieto placer. ¿Quién es? ¿Qué es? Ahora las hojas se agitan a su izquierda, más cerca. Está indefensa y desprotegida. El sudor le moja los labios, los pezones y recorre como un reguero el canal de sus nalgas. No controla la situación y, sin embargo, le gusta. Espera ansiosa el próximo movimiento. Las ramas se agitan ahora a su espalda, a escasos centímetros de su cuerpo. Tiene la sensación de una presencia próxima. La excitación la desborda. El aire caliente de una respiración ansiosa le baña el hombro. Sus ojos escapan de las órbitas. La adrenalina se dispara. Se gira para mirar... y entonces se despierta.

Cautiverio, esclavitud son las definiciones castellanas más cercanas a *bondage,* esa palabra inglesa que ha dado nombre a una práctica sexual ligada, primero, al sadomasoquismo y asumida posteriormente como un juego en sí mismo. Aunque antes que una práctica es una sensación, responsable de muchos sueños recurrentes —como el del inicio—, sin que mucha gente descubra su significado inconsciente. A veces lo que motivan estas sensaciones son preferencias ocultas por sentirse maniatado, sin control, indefenso y a la espera de lo desconocido, unidas a las novedosas sensaciones de gozo que esas situaciones pueden transmitir. En otras ocasiones, son ciertas percepciones físicas relacionadas con la presión de las ligaduras o la impotencia para desatarse.

Asumido simplemente como un juego sexual, el *bondage* consiste en atar al amante, parcial o totalmente, para disfrutar viéndolo inmovilizado, pero también para llevarlo al éxtasis con caricias, besos y otras técnicas de estimulación.

DE CRUELDAD ORIENTAL A SOFISTICACIÓN ERÓTICA

Las ligaduras tienen diversos antecedentes, pero de todos ellos se han tomado ejemplos o se han copiado situaciones para representar sexualmente: desde los inocentes juegos infantiles de indios y vaqueros hasta las esposas que inmovilizan a los presos. Sin embargo, los orígenes del *bondage* se remontan a varios siglos atrás.

Se localizan en la siempre misteriosa cultura japonesa y no son precisamente agradables ni lúdicos. En el Japón violento y feudal del siglo XVI, imperaba un código de penas a criminales que imponía la tortura y la ejecución mediante ataduras con cuerdas en cuatro grados crecientes. En el primero, la cuerda se utilizaba para azotar a los delincuentes; en el segundo, eran golpeados con cuerdas que llevaban una piedra atada en el extremo; en el tercero, se les cortaba la circulación de la sangre mediante el ajuste de las ligaduras y en el cuarto, se los mantenía colgados de cuerdas durante varios días.

Entre los siglos XVII y el XIX, cuando la dinastía Tokugawa mantuvo al país nipón semiaislado del resto del mundo, se recuperaron viejas tradiciones. La ligadura de cuerdas dio paso al desarrollo de un arte marcial, el *hobaku-jutsu*. El objetivo era capturar y someter a los ladrones utilizando cuerdas. Pero no se trataba ni de trampas ni de lazos simples, sino de un complejo código en el que las formas de las ataduras —cada nudo— tenían un signifi-

Durante la misma sesión de *bondage* puede producirse un intercambio de papeles: el atado pasa a ser el ligador y viceversa. Los amantes agregan así un complemento al juego de complicidades y dulces venganzas que se genera cuando cada uno de ellos asume el control de la situación.

Las primeras ataduras eróticas documentadas datan de mediados del siglo XIX, cuando Japón empieza a abrirse al mundo occidental y su cultura seduce a cierta parte de la élite europea y norteamericana.

cado simbólico que se aplicaba según la edad y la profesión del delincuente, la clase social a la que perteneciera o el crimen que hubiera cometido. Cuando se lo colgaba o maniataba en la plaza del pueblo, se podía conocer todo lo que había hecho «leyendo los nudos y el tipo de cuerda que lo sujetaba».

Las primeras ataduras eróticas documentadas datan de mediados del siglo XIX, cuando Japón empieza a abrirse al mundo occidental y su cultura seduce a cierta parte de la élite europea y norteamericana. El *bondage* abandona entonces su pasado violento y se reconvierte en una sugestiva variante erótica, en una dulce tortura, dejando de lado el peso de las crueldades que había significado en el pasado. En la actualidad es una práctica consentida entre los amantes, con técnicas y límites claros, que abre otro camino para aumentar la intensidad de la relación sexual.

Llega al *meublé* de la carretera en coche. Sale del párking revelando sus piernas bajo la falda ajustada. Como todos los viernes Alba es puntual. Lleva su bolso de piel y una bolsa de papel en la mano. Ahí esconde la sorpresa. Se pasó toda la semana imaginando el escenario y excitándose cuando la fantasía crecía en su interior. Mario la espera en el hall. Suben a la habitación. Él mira intrigado la bolsa, hasta que al entrar en el cuarto su curiosidad puede más que la discreción y le pregunta por el contenido de la bolsa. Ella sonríe y le dice que se relaje, que la deje hacer, que le gustará. Le pide entonces que se desnude y se estire sobre la amplia cama. La intriga ya empieza a surtir su efecto. Mario siente que crece el ardor en su interior. Ella pone cara de dulce perversa y saca de la bolsa misteriosa unos pañuelos de seda. Se sienta junto a él y se los frota suavemente por el pecho y los brazos, bajando hasta el abdomen, donde se recrea en una danza sensual sobre el ombligo. Desciende aún más, rodea el pene semierecto con un pañuelo y lo hace girar a su alrededor. El roce sobre la piel sensible provoca escalofríos y gemidos de placer en Mario, que se abandona al juego. Alba sigue el guión preestablecido de su placentera tortura: vuelve a pasar el pañuelo entre los dedos de las manos y, luego, entre los dedos de los pies de Mario. El placer aumenta. Los suspiros son profundos. Su pene late acompasado. Con la misma lentitud Alba le acaricia los brazos hasta estirarlos del todo a fin de atarlos con el pañuelo a la cabecera de la cama. Primero una muñeca, luego la otra; primero un tobillo, luego el otro. Mientras tanto, Alba, con toda la carga de sensualidad de que es capaz, le

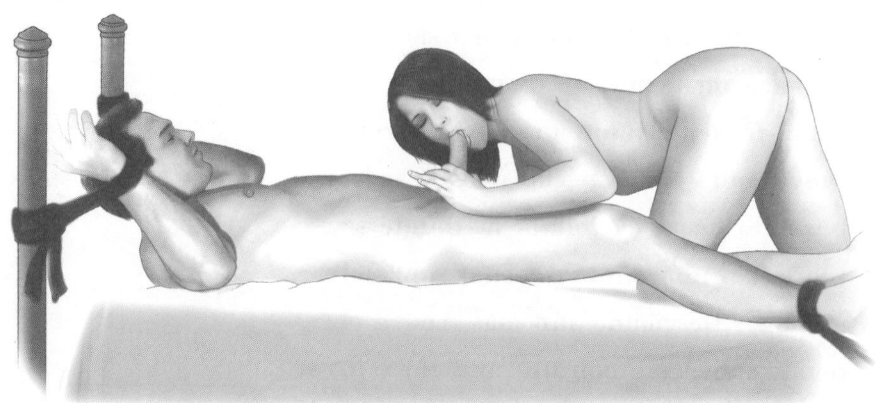

susurra que ahora lo tiene a su merced, que lo va a acariciar y a excitar tanto como ella quiera. Él está totalmente entregado. Alba se aleja de la cama para iniciar un fino y sensual *striptease*. Mario no habla, sobran las palabras; disfruta con lo que ve. Cuando Alba finaliza, ella desliza sus manos por su cuerpo acariciándose con placer y deleite. Se mete un dedo en la boca y lo chupa hasta llenarlo de saliva; luego lo lleva a sus pezones, que responden erizándose. Mario está al borde del éxtasis y disfruta contemplándola desde su inmovilidad. Ella echa más leña al fuego: su dedo sigue viaje hacia abajo y se abre paso entre los labios de la vulva. Los dos disfrutan... Él no puede moverse ni tocarla; está tan cerca pero tan inaccesible como si estuviese lejos. Cuando la tensión erótica es insoportable, ella se acerca y empieza a lamerle los dedos de los pies, sube por la pantorrilla, luego sigue por el interior de los muslos y rodea las ingles con la punta de su lengua, hasta que sus labios se funden sobre el glande, a punto de estallar.

LIGADURAS PARA GOZAR SUAVE O DURO

El goce es mutuo. Con las ligaduras tanto disfruta el que está maniatado como quien lo controla y somete. Para quien se encuentra atado no se trata sólo de un ejercicio indiferente de abandono a la voluntad del otro; se interpreta como un acto de entrega al amante, con una gran carga de voluptuosidad. Mientras que para el compañero sexual el estímulo es tener el control de la situación y ser, además, testigo del gozo de su amante. Aunque, indudablemente, el protagonista principal del juego es el que está atado. Su actitud pasiva al dejarse maniatar y quedar inmovilizado a merced del otro ya le crea excitación. Pero esta práctica también se combina con otras formas lúdicas sexuales, como la de exhibirse, disfrutar mirando, el juego de roles o la clásica de dominación-sumisión, a la que se asocia tradicionalmente el *bondage*. Quizá por esta última vinculación se han relacionado las ligaduras con un sexo más rudo, orientado hacia un sometimiento tortuoso. Sin embargo, no tiene por qué ser necesariamente así: es posible unirlo a una idea de sexo afectivo, cálido y suave y exquisitamente sensual, donde desempeña un papel importante el ambiente y el uso de materiales —como la seda— para las ataduras. La elección de esos materiales también puede derivar en una escena de fetichismo, ya que en ciertas ocasiones los amantes tienen un estímulo adicional: la excitación que les provoca el olor de una cuerda, la textura de un pañuelo o el significado oculto de unas esposas.

A menudo muchas parejas recurren a las ligaduras como una fórmula «no tradicional» de estimulación que les permite huir de la rutina anquilosante, hacer renacer el deseo con mayor intensidad y vencer antiguas inhibiciones de una manera moderada y controlada. Sin embargo, la

Ciertos elementos sirven para sumar una pizca distinta de morbo a la atadura. Existen unas abrazaderas dobles, que se adquieren en los *sex shops,* que permiten ligar la muñeca con el tobillo. También es muy sugerente combinar las ligaduras con las sensaciones de tener los ojos y la boca tapados; la adrenalina se dispara.

repetición del juego, de las ataduras, de los materiales utilizados, de las posturas y hasta de los nudos realizados hace que la práctica se transforme en otra rutina, una vez superada la novedad. De modo que un cambio constante en las formas y en el comportamiento, producto de un inconformismo equilibrado, será el auténtico antídoto contra las relaciones repetidas, mecánicas y tediosas.

Los juegos sexuales son lo suyo. Han logrado que la penetración no sea parte fundamental y única de su relación, que no lo represente todo. Y el resultado es un placer cambiante y múltiple. Por eso esta noche llevan mucho tiempo acariciándose y besándose por todo el cuerpo, cambiando de posturas y aumentando gradualmente la excitación. Han probado el *bondage* muchas veces, pero hoy será distinto. Dolores se levanta imprevistamente de la cama y, ante el gesto de sorpresa de Joaquín, le dice que la espere unos segundos, que pronto entenderá. Enseguida regresa al cuarto con una larguísima cuerda de cáñamo. Sin decir una palabra y sonriente, empieza a ligar las muñecas de Joaquín entre sí por delante; luego asciende por los brazos, rodea los codos y le pasa la cuerda alrededor del pecho. En cada giro roza el cuerpo de Joaquín con la yema de los dedos en una caricia imperceptible pero poderosamente sensual. Desciende con la cuer-

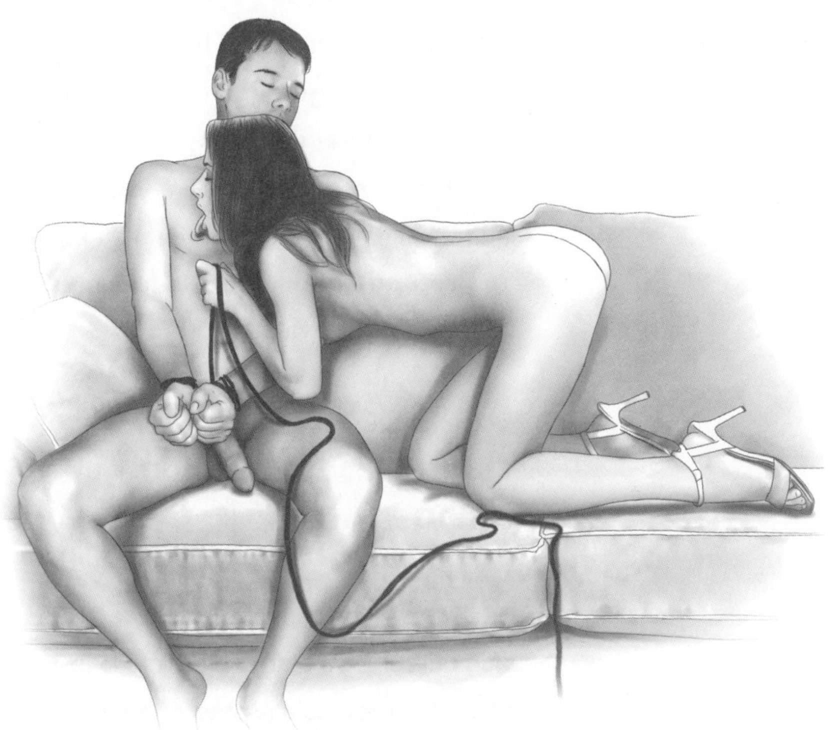

da hacia el pubis. El roce del cáñamo, la situación sorpresiva de las ligaduras y todos los juegos preparatorios lo tienen a él muy tenso, al borde del estallido sexual. Dolores sigue rodeando con la cuerda las piernas de su amante, uniéndolas desde las caderas hasta los tobillos. Ella le habla bajo y sensual al oído, le pide que se deje llevar, que confíe, que pronto alcanzará el máximo placer. En cada vuelta de la cuerda ella pasa la punta de la lengua por el trozo de piel que queda libre. Poco a poco la sonrisa de gozo que se dibujaba en los labios de Joaquín se transforma; su boca se tensa hasta que lanza un grito profundo que le sale de las entrañas al tiempo que eyacula.

EL JUEGO ES ESTAR ATADO Y BIEN ATADO

Existen tantos materiales que se pueden utilizar para atar como dicte la inventiva de los propios amantes. Cuerdas de cáñamo, de algodón o de nailon; cinta adhesiva o de embalar... Pero también se puede usar ropa o complementos de la vestimenta, como corbatas, bufandas de lana, pañuelos, fulares de seda, etc. Y otros elementos más tradicionales, relacionados con la inmovilización, como cadenas, vendas o esposas de cuero o de metal.

Las ataduras no tienen reglas fijas, responden a la necesidad sensual de cada pareja de amantes. Una postura usada con frecuencia es aquella en la que él o ella son atados por las muñecas y los tobillos a los cuatro extremos de la cama. Luego, las variantes son innumerables: sólo las manos, sólo los pies, las manos adelante o a la espalda (a veces esta postura resulta incómoda porque se fuerzan los hombros); con las piernas flexionadas o estiradas; de pie, acostado o sentado; ligado a la pata de la mesa, en una silla o a una columna. (Una postura clásica es la de sujetar la muñeca y el tobillo derechos por un lado, y la muñeca y el tobillo izquierdos por el otro. También otorga una sensación especial atar sólo una muñeca.)

Las ataduras no tienen reglas fijas, responden a la necesidad sensual de cada pareja de amantes.

No se trata de evitar que el amante se suelte, sino de transmitirle la sensación de que no puede hacerlo.

Todo son sugerencias. La mejor postura es la que da placer, por lo tanto, se trata de un juego de ensayo-error hasta alcanzar aquella en la que sube la excitación hasta donde cada uno imaginó, e incluso más de lo que imaginó.

Del mismo modo es amplia la gama de nudos que se pueden usar, sin embargo, es recomendable haber practicado antes las ligaduras, ya que no se trata sólo de maniatar, sino de saber luego cómo se desata rápidamente. Por lo general se anuda de forma firme pero sin demasiada presión. No se trata de evitar que el amante se suelte, sino de transmitirle la sensación de que no puede: una sensación a la que deberá estar atento el amante activo, ya que a veces la persona ligada envía mensajes implícitos de cierto fastidio o molestia por las propias ataduras o por la postura, que, si se alarga el juego, puede resultar incómoda.

Tal como se afirma en el principio del capítulo, el origen japonés del *bondage* se corresponde con un antiguo arte marcial que en la actualidad derivó en el *bondage* japonés, llamado *kimbaku* o *shibari.* Esta práctica dispone de tres ligaduras básicas: el *shinju* o *bondage* de senos; el *sakurambo* o *bondage* de ano y genitales, y el *karada* o *bondage* corporal entero. Para su realización se necesita conocer técnicas específicas y disponer de cuerdas largas —entre diez y quince metros— trenzadas en tela de arroz (más rugosas), nailon o algodón.

El *kimbaku* se ha relacionado habitualmente con el sadomasoquismo, pero si se realiza con menos dureza y se crean situaciones más cálidas y suaves, resulta una alternativa de inmovilización más atrevida que las ataduras de pies y manos.

Las cadenas se pueden utilizar como un elemento para inmovilizar o también para colgar entre dos ataduras. El tintineo que producen al chocar sus eslabones y el frío que transmiten en el contacto con la piel añaden sensaciones distintas que ayudan a la excitación.

Al menos dos veces por semana se repite el mismo sueño húmedo. En medio de la espesa niebla de aquel mundo irreal, un desconocido la penetra con firmeza. Mientras ella goza fuera de sí de pronto se ve inmovilizada. El hombre le ha colocado unas esposas de cuero que se cierran con una hebilla, de manera que cada muñeca queda unida a un tobillo. Ella no le ve la cara al extraño, pero siente que todos los rincones de su cuerpo son acariciados momentos antes de ser penetrada; las sensaciones la hacen llegar al éxtasis, sin poder moverse. Natalia le cuenta su sueño a Miguel, porque ya se ha transformado en «su» fantasía sexual predilecta. Está decidida: quiere disfrutarla al máximo con su amante en el papel del desconocido. Esta tarde es la elegida. La tibia brisa que entra por la ventana abierta de la habitación alivia el calor del verano y hace más voluptuoso el ambiente. Los dos están desnudos. Miguel no tiene las esposas de cuero del sueño, pero consiguió unos cordones de seda de las cortinas que incluso son aún más sofisticados para el juego. Natalia está ansiosa, flexiona la cintura y baja sus manos hasta los tobillos, como si hiciera ejercicio. Está a punto de cumplir su fantasía y eso la tiene superexcitada. Cuando se agacha, desde atrás, su amante puede ver los labios de la vulva hinchados y brillantes. Miguel le ata con un doble nudo suave la muñeca izquierda a la misma pierna y repite la operación, lentamente, con la muñeca y el tobillo derechos. Luego le venda los ojos y le acaricia las nalgas y entre los glúteos con la yema de los dedos, recreándose. Natalia repite las sensaciones que percibió entre la niebla de aquel mundo de ensueño. El sopor del gozo la eleva. Siente que estar maniatada es la situación natural del placer. Miguel compite con el desconocido del sueño e inventa todas las caricias y besos posibles. Aquel cuerpo caliente y dócil está a su disposición. Toca y disfruta cada milímetro: los brazos; las axilas depiladas y sensibles; los pezones erectos, apuntando al suelo por la postura; las

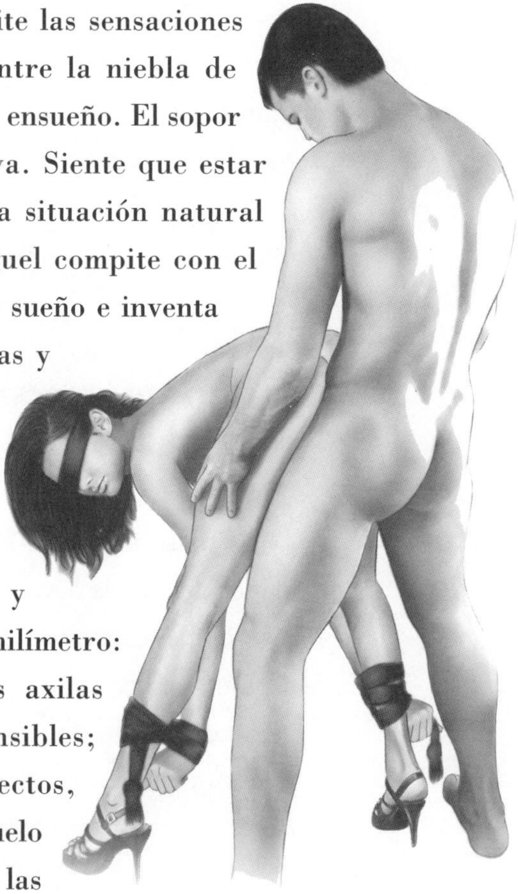

piernas firmes en forma de uve, en cuyo vértice se halla el núcleo del placer. Ella se deja hacer. Percibe los latidos del pene, que delatan claramente el deseo de Miguel, que empieza a usarlo como un pincel. Con pinceladas cortas y lentas desde el ano hasta la vulva, eleva el arrebato del momento hasta el paroxismo. A Natalia le tiemblan las piernas y los brazos del goce, pierde la noción del tiempo y el espacio y sus fuertes gemidos se transforman en un grito irrefrenable...

EL LÍMITE DEL PLACER ES LA SEGURIDAD

La persona que es atada se fía plenamente del que la ata. En esa confianza radica el juego. Y en el placer que desata para ambas partes asumir esos papeles. Pero como en todo juego existen algunas reglas, en este caso implícitas, para no traspasar ciertas fronteras de riesgo posible. Cuando una persona está inmovilizada, se encuentra sin recursos para responder ante cualquier situación imprevista que se presente. De modo que no es conveniente que se quede sola cuando está atada o esposada. Menos aún cuando está amordazada, ya que puede desesperarse y tener un principio de asfixia (está comprobado que esto es muy infrecuente, pero prevenir es no descartarlo). Asimismo vale la pena poner atención en los nudos: hacerlos sencillos para desatarlos con facilidad, sobre todo en las articulaciones, y disponer de algún elemento cortante cerca por si el desatado se complica. Es preferible no hacer lazos u otro tipo de nudos corredizos o que se ajusten al resbalar, porque son incontrolables y pueden oprimir más de lo deseado. Si se usan esposas es recomendable una precaución similar: dejar las llaves cerca y a la vista. Dos acciones utilizadas, sobre todo en el *bondage* japonés, resultan peligrosas si se realizan sin experiencia: colgar a alguien o pasarle una cuerda alrededor del cuello. Ambas prácticas son demasiado delicadas, conviene evitarlas.

Muchas de las posturas de *bondage* que se reproducen en fotos o ilustraciones, y que resultan atractivas por su complejidad, no son recomendables si no se tiene un alto dominio de la técnica. Por eso es importante no correr riesgos innecesarios en caso de duda.

GOZAR MOSTRÁNDOSE

Es imperceptible. Dura menos de un segundo, pero se ha convertido en una escena emblemática del cine de todos los tiempos. La actriz está sentada en una silla frente a dos policías que la interrogan. Tiene las piernas cruzadas. De pronto las descruza, las abre y las vuelve a cruzar. No lleva bragas. Pero eso sólo se intuye. Y es suficiente para que se disparen las fantasías y la adrenalina. Sharon Stone, en *Instinto básico,* demostró la fuerza que tiene la exhibición de los genitales como energía excitante y atractiva. Stone, seguramente, habrá despertado la envidia de miles de exhibicionistas que, en secreto, hubieran deseado disponer de semejante audiencia para mostrarse.

El disfrutar con ser mirado, en suma, no es otra cosa que exponer las partes del cuerpo consideradas prohibidas por la cultura (a veces también por la ley) y sentir placer al hacerlo. Sin embargo, no es todo ni tan simple ni tan directo. El morbo, los pudores, las inhibiciones sociales, el deseo y otros condicionantes personales orientan la exhibición hacia terrenos distintos, con diferentes matices y niveles.

La sensación de goce se manifiesta antes de mostrarse porque se carga de una excitación previa cuando planea qué vestirá y dónde realizará su juego sexual. Y, desde luego, tiene su culminación de satisfacción plena cuando lleva adelante su idea y muestra su cuerpo o parte de él. Pero durante su desarrollo el juego se convierte en un rico laberinto de sugerencias, gestos, insinuaciones, disimulos, complicidades y fascinaciones, abierto a todo tipo de interpretaciones.

DE RITOS, OFRENDAS Y OTROS JUEGOS MÁS ESPONTÁNEOS

Descubrir el cuerpo ante los demás tiene antecedentes culturales que se remontan a pueblos primitivos, de los que quedan innumerables muestras de piezas que reproducen genitales masculinos y femeninos como imágenes de veneración. Esas imágenes no se asociaban directamente al placer erótico, sino a ciertos ritos de fertilidad que transformaban los órganos sexuales en el centro de atención, dignos de idolatría como ofrenda sagrada a los dioses. La exhibición del cuerpo tenía connotaciones religiosas y, por lo tanto, no existían barreras de pudor. Existen ejemplos recientes que confirman esas costumbres: sacerdotes de las provincias del sur de la India recorrían a mediados del siglo XIX, antes de que se extendiera y consolidara la dominación británica, las calles de las ciudades completamente desnudos mientras las mujeres reverenciaban y acariciaban sus penes como muestra de devoción. Mujeres de pueblos de la mitad meridional de África enseñan, actualmente, las nalgas, los pechos y la vulva durante las ceremonias destinadas a aumentar la fertilidad. En muchos casos, igual que en las culturas primitivas, la excitación que puede provocar la exhibición del cuerpo desnudo, o de una parte de él, es muy valorada en la medida que se la considera un signo de salud que conduce al objetivo deseado: la procreación.

La exhibición del cuerpo tenía connotaciones religiosas y, por lo tanto, no existían barreras de pudor.

Si la historia deja antecedentes culturales relacionados con el ambiente social, la psicología desvela causas vinculadas con el individuo, su conducta y sus reacciones. Las prácticas exhibicionistas están relacionadas con el rescate inconsciente de sensaciones que se perciben con gran intensidad en el despertar sexual infantil: los

Las prácticas exhibicionistas están relacionadas con el rescate inconsciente de sensaciones que se perciben con gran intensidad en el despertar sexual infantil.

encuentros entre amigos en los que se mostraban los genitales como forma de conocimiento, o como parte de los juegos. También se puede ver en el placer de ser mirado un reflejo de la ingenuidad y la espontaneidad infantiles recuperadas: el juego sexual sin tapujos, natural y abierto, en la búsqueda de sensaciones sin las culpas y los miedos acumulados por los adultos.

Las sombras se alargan sobre la arena caliente. Es media tarde y la playa está semidesierta. Ella lleva un tanga negro, está estirada boca abajo sobre la hamaca de playa y lo mira por encima de las gafas de sol mientras disimula con un libro abierto entre las manos. Él, a unos cinco metros, está sentado y mira hacia donde se encuentra ella, aunque simula que pretende capturar los últimos rayos de sol del día. Cruzan las miradas. No es la primera vez esta tarde. Pero ahora lo hacen con menos disimulo. Se sienten liberados, la gente de alrededor se está yendo poco a poco. Ella percibe que el desconocido finge cada vez menos y la mira con más insistencia. Animada por ese interés, cambia de posición y muestra toda su silueta. Se acaricia suavemente como quitándose los restos de arena fina sobre los pechos y luego sobre los muslos. Pero lo hace con una cadencia lenta, morbosa. Él no pierde detalle. Ella no lo mira, actúa. Sabe que tiene un espectador entregado. De pronto abre ligeramente las piernas. Su entrepierna, apenas tapada por aquella estrecha franja de tejido, apunta hacia el observador. Y mientras simula que se arregla el tanga, desliza un dedo por debajo dirigido a los labios de su vulva. El contacto es fugaz y disimulado, pero para él no pasa desapercibido. Cada movimiento de ella es intencionado. Lleva sus dedos a la nariz y lo mira abiertamente, él sonríe y pone ojos seductores... Luego se levanta, se acomoda el tanga con movimientos lentos y sensuales, se exhibe ante su «amante» distante y camina despacio hacia el agua moviendo

Se acaricia suavemente como quitándose los restos de arena fina sobre los pechos y luego sobre los muslos. Pero lo hace con una cadencia lenta.

las caderas exagerada y seductoramente. Antes de mojar los pies en la orilla, gira la cabeza, lo mira y le sostiene la mirada durante unos segundos a la vez que sonríe. Él entiende la invitación. Sin apresurarse, acomoda la erección de su pene bajo el bañador, se levanta y da pasos seguros hacia el mar. No hay palabras, camina hacia ella, que lo espera en el agua, con sus pechos flotando a ras de la superficie, como un reclamo...

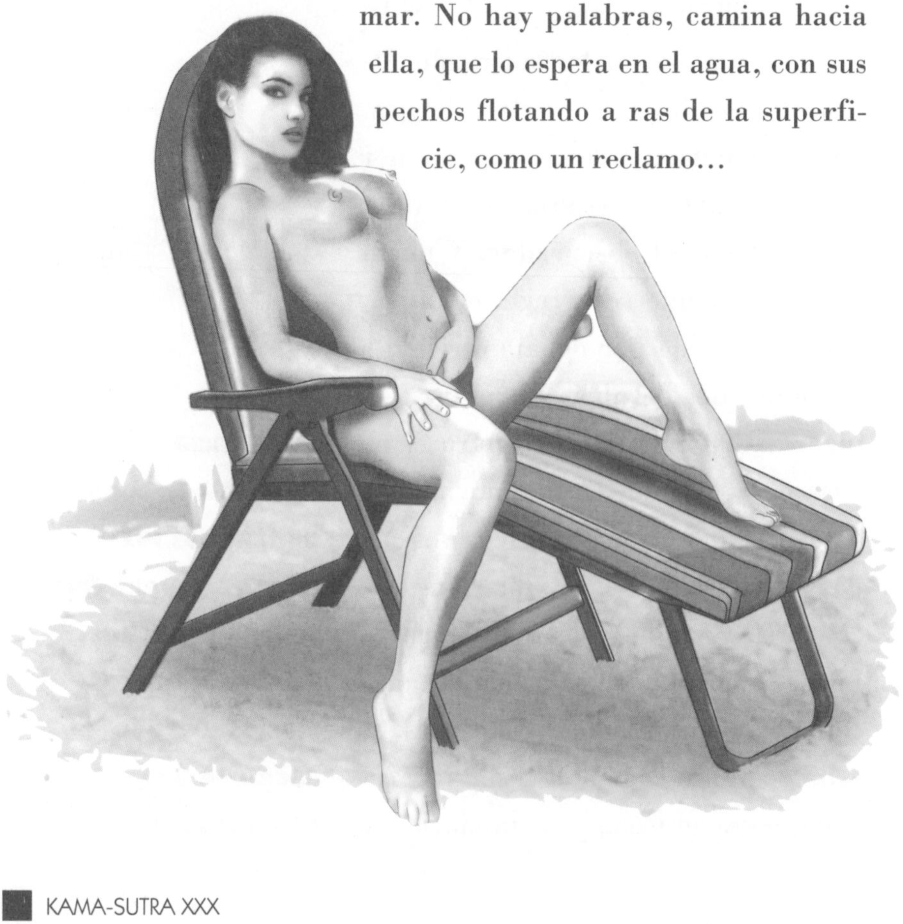

PRIMERO ESTIMARSE, LUEGO MOSTRARSE

Mostrarse, y disfrutar al hacerlo, está asociado con la autoestima. Cuando se tiene una buena relación con el propio cuerpo desaparecen las inhibiciones, los fantasmas de la inseguridad y se genera una mayor disposición para lucir el cuerpo y seducir enseñando.

En cambio, cuando la autoestima es baja, esa persona presenta mayores dificultades no sólo para exhibirse, sino para tomar todo tipo de decisiones. Y, específicamente en lo sexual, se siente bloqueada para pedir determinadas caricias a su amante, para proponer un juego y para tomar la iniciativa en las relaciones sexuales.

La correspondencia causa-efecto entre la buena condición del cuerpo y la exhibición no se establece por lo que se llama comúnmente «tener un buen cuerpo», proporcionado y adecuado a los cánones estéticos de la moda. Se trata de estar en una relación de equilibrio consigo mismo; aceptarse tal como uno es, sentirse a gus-

«Yo te enseño, tú me enseñas.» Este juego es parte esencial del exhibicionismo. A pesar de que el objetivo es mostrar el cuerpo, para que el juego sea completo el que muestra necesita un observador o al menos imaginarse que ese observador existe y que comparte sus sentimientos de forma cómplice.

Mostrarse, y disfrutar al hacerlo, está asociado con la autoestima.

to con el físico y actuar en consecuencia sin censuras, pudores ni inhibiciones. Este estado de ánimo facilita la exhibición del cuerpo, si alguien lo desea o siente la necesidad de hacerlo, ya que se encuentra liberado de prejuicios que actúan como una traba. Sin olvidar una cuota importante de libertad sexual, imprescindible para llevar adelante cualquier actividad al límite de lo socialmente aceptado.

Todos los días toma el mismo tren de cercanías a la diez de la mañana. Como no es hora punta, hay sitio en el vagón. Aprovecha para estirarse en el asiento y leer cómodamente el periódico. En la primera estación suben cuatro personas. Una mujer a la que no le presta demasiada atención se sienta frente a él. Por encima del diario le ve sólo la cabeza y el pelo rubio. A pesar de que va concentrado en la lectura, una llamada de su intuición le hace bajar el periódico levemente, con disimulo, hasta que se encuentra con los ojos de ella, que lo están mirando fijamente. Enseguida los aparta y sube el diario, pero se siente perturbado; la lectura ya no es prioritaria. Toda su atención se centra en esa inquietante mirada. Finge que cambia la página y aprovecha para observar a su compañera de viaje, que tiene una leve y segura sonrisa dibujada en la cara. La tercera vez que la mira, ella hace un gesto con los ojos: es un mensaje claro. Lo mira y luego baja la mirada como indicándole el camino. Él no entiende a la primera. Pero luego sigue el sendero imaginario que trazó la mirada de ella hasta encontrarse con las rodillas separadas que dejan ver un túnel ensombrecido entre sus muslos. Cuando ella advierte que su compañero de tren alcanza el objetivo con sus ojos, hace un movimiento para acomodarse en el asiento, se recoge un poco la falda y le da a sus piernas el ángulo perfecto para que él perciba, al final del túnel, los inconfundibles pliegues de su excitada vulva. Él se siente cohibido. No sabe qué hacer en esa situación; no

Ella goza con la mirada inocente de él y se regodea, dominando la situación.

le había pasado nunca. Ella goza con la mirada inocente de él y se regodea, dominando la situación. Él levanta la vista y la baja como atraído por aquel imán de la entrepierna. Repiten el juego varias veces, mientras ella se moja los labios con la punta de la lengua. Finalmente, cuando el tren aminora la marcha, ella le sonríe y se levanta para descender en la siguiente estación. Él duda unos momentos. Cuando las puertas se abren y ella desaparece en la plataforma del andén, se apresura y baja detrás; ella lo está esperando divertida y expectante ante su cara de inexperto.

* * *

Llegan al hotel y en la recepción los atiende una mujer de unos 35 años de belleza serena, ojos expresivos y un jerséi que deja al aire sus hombros y un cuello largo y seductor. Martín no puede evitar distraerse mirándola. Lorena no comparte el momento: busca sus cigarrillos en el bolso. La recepcionista le sonríe levemente, en una mueca cómplice, inquietante. A Martín le queda la imagen grabada mientras sube las escaleras en compañía de su amante. Al entrar en la habitación él parece ausente. Su mente se ha entretenido unos minutos más, treinta escalones más abajo. Lorena lo trae a la realidad: está más activa que de costumbre, lo rodea con los brazos y le da un beso apasionado mientras le acaricia el pecho. Enzarzados en esas intensas caricias, caen sobre la cama. Lorena lleva la iniciativa: le arranca la camisa, le desabotona el pantalón y lo pone boca arriba sobre la cama para lamerle el pecho. Él mira el techo y descubre un pequeño agujero circular, perfecto, como si lo hubiese hecho un taladro. Su imaginación se dispara. No sabe si lo que ve es real o si quiere ver lo que imagina. Tras el agujero observa que de pronto se forma un punto luminoso y al instante siguiente queda cubierto por algo oscuro. Un ojo, supone. Alguien está espiando. Debe de ser ella, piensa. Mientras, Lorena, guiada por su deseo, se quita la blusa y el sujetador y mientras sus redondos pechos rozan contra los muslos de Martín, juega con sus manos sobre el pene endurecido: lo acaricia y lo chupa con fruición. Martín se deja hacer; su mente se concentra en el agujero. Aquella incierta ficción lo estimula. Piensa que si es ella la que está mirándolo, seguramente se sentirá excitada con la escena y su respiración será cada vez más agitada, viéndose obligada a mantenerse en silencio para no ser descubierta. Sólo él comparte ahora su secreto. La mente de Martín está ocupada y obsesionada por la visión de la recepcionista imaginaria, que, piensa, en ese preciso momento debe de estar acariciándose el cuerpo mientras lo mira por aquel orificio. Martín está encima de Lorena mordisqueando su cuello; sabe que en esa postura se ve todo desde el techo, como si estuviesen grabándolo con una cámara. Sus hombros, su espalda, sus nalgas, todo su cuerpo se exhibe para estimular a esa mujer desconocida y para aumentar cada vez más su propio deseo. De pronto mira hacia arriba. Como si le avisara de algo a ella, coge a Lorena por los hombros, eleva sus piernas y la penetra ante la sorpresa agradable y los gritos apasionados de su amante. Él sabe que esa escena que le brinda la ha llevado a masturbarse, tras aquel fino muro, a un par de metros de su cama. Y seguramente hay una conexión fantástica

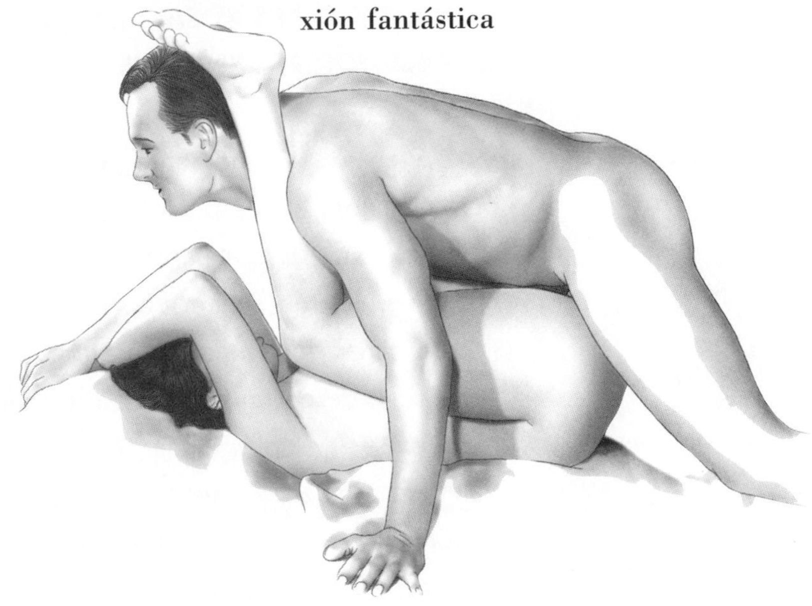

entre ellos: cada embestida furiosa de sus caderas, cada gemido de Lorena, acalla los gritos de la masturbación que ella se está prodigando al mismo ritmo que lleva la pareja. Su imaginación galopa: ella es su musa para la excitación; aquellos ojos que lo contemplan misteriosamente reclaman con urgencia el orgasmo. Él le ofrece todo lo que ella quiere ver, para alcanzar también el éxtasis.

CON ROPA O SIN ROPA, LA CUESTIÓN ES EXHIBIRSE

Existen formas, momentos y matices para descubrir el cuerpo total o parcialmente, y sentir gozo al hacerlo. En la intimidad de la pareja, aparece como un juego preliminar donde tiene un efecto de seducción, desde un *striptease* premeditado, en sus múltiples formas, hasta mostrar todo el cuerpo o insinuar una parte de forma erótica, como al descuido, para provocar a la pareja. Exhibirse, entonces, supone una doble sensación: la de mostrarse y la de sentirse observada y deseada a la vez. Cuando una persona realiza una ceremonia de desnudo delante de su pareja, obtiene un gran placer erótico: se va quitando la ropa prenda a prenda, de forma sugerente, y concentra toda la atención de su pareja. Muestra un hombro, un pecho, se descubre en una postura voluptuosa... y mientras tanto escucha lo que dice también su amante. Es el clima sexual que esa persona provoca lo que alimenta el ambiente de sensualidad.

Existe el placer creado por la ansiedad que dispara la adrenalina ante la decisión de ir más allá, de dar ese paso transgresor de desnudarse, total o parcialmente, ante una ventana, en un balcón o en algún espacio natural, aparentemente poco concurrido, como la orilla de un río, un claro en el bosque o un monte en las afueras de un pueblo. Son lugares escogidos por muchas parejas para tener relaciones sexuales en contacto con la naturaleza y también para jugar con el riesgo de dejarse ver por mirones ocasionales, situación

Las colonias y las playas nudistas no son lugares de exhibicionismo. Confundir esta situación con intenciones sensuales es un gran error. Sus desnudos no implican ningún juego sexual y, por lo tanto, están desprovistos de erotismo alguno. La desnudez practicada por estos grupos está relacionada con otros valores, como vivir más cerca de la naturaleza y en consonancia con ella.

Exhibirse, entonces, supone una doble sensación: la de mostrarse y la de sentirse observada y deseada a la vez.

que les potencia el deseo. Tanto en un caso como en el otro quien se exhibe, en el peor de los casos, juega un juego consigo mismo: imagina que alguien lo ve o se expone lo suficiente como para que alguien lo observe, aunque sea de lejos. Esa fórmula de la contemplación de su cuerpo semidesnudo no consentida también es un factor excitante de alto calibre.

A pesar de estas situaciones descritas, en realidad no hace falta desnudarse para mostrarse. Exhibirse también es llevar la ropa tan ajustada como para que resalten los glúteos o los pechos, o que un pantalón destaque la forma de los labios de la vulva; ponerse prendas transparentes que dejen traslucir el cuerpo desnudo o una insinuante lencería, como reclamo; lucir escotes profundos que abren paso a pechos sin sostén que bailan y se escapan bajo la camisa, donde se adivina la sombra y la forma de los pezones. Ocurre algo similar entre los hombres: algunos encuentran un placer especial en mostrar al descubierto su pecho velludo, dejando abiertos, de manera estudiada, varios botones de la camisa; otros lucen camisetas entalladas y mangas cortas y apretadas que marcan sus bíceps. Mientras que otros lucen pantalones ajustados que remarcan sus glúteos y el bulto de su pene. Estas formas de vestir son marcadamente exhibicionistas y se encuadran en lo aceptado socialmente: es decir, que no llevan una connotación negativa en la consideración general como ocurre cuando el exhibicionismo forma parte de las prácticas sexuales.

Esa fórmula de la contemplación de su cuerpo semidesnudo no consentida también es un factor excitante de alto calibre.

Todas las tardes va a tomar café al mismo bar, cerca de su despacho. Andrés trabaja en el centro de la ciudad y aquel lugar cálido y silencioso es un oasis en medio de la locura. Siempre lo atiende ella, Rocío, la camarera morena, simpática, con cara y gestos de ingenua. Con el paso de los días se empiezan a reconocer, lo que les abre la posibilidad de charlar: el tiempo, el trabajo, comentarios frívolos, algún que otro chiste. Pero días pasados él notó un gesto que le pareció casual porque hacía calor, pero que luego se repitió varias veces. Desde entonces, sistemáticamente, cuando lo atiende en la barra ella desabrocha un par de botones de su blusa blanca y deja entrever su sujetador. Andrés le sigue el juego y participa, le dice lo bonito que es el sostén, para probar. Ella, muy naturalmente, le cuenta que a su marido también le gusta y, mientras seca unos vasos, le explica que tiene más de quince, muchos de los cuales son muy sexis. Él no sabe bien qué sucede pero le gusta. Al día siguiente, ella le dice a Andrés que le había contado al marido que un cliente de la cafetería le había alabado lo bonito que era el sujetador. Y que el marido le había pedido detalles: qué le había mostrado y cómo, si él la espiaba o no. Y a medida que ella le contaba, se fue excitando hasta que acabaron con una sesión de sexo intenso esa noche. Andrés estaba en otra dimensión, se le abría un nuevo panorama. Él también se excitaba participando del juego. Juego que se fue avivando

Desde entonces, sistemáticamente, cuando lo atiende en la barra ella desabrocha un par de botones de su blusa blanca y deja entrever su sujetador.

y caldeando día tras día. Ella le tiene preparadas novedades cada jornada. Se desabotona el vestido y le deja ver todo el muslo cuando él se asoma levemente sobre la barra; le avisa de que se agachará para limpiar la pata de una mesa a fin de permitirle ver el tanga, cuando nadie mira en el bar. Y así cada día, con el detalle excitante del relato de cómo evolucionan las relaciones con su marido. Andrés mira y calla. Las reglas son claras: se mira y no se toca. Se muestra y tampoco se toca. El encuentro es cada vez más estimulante porque ambos esperan ese momento íntimo en aquel lugar público donde los clientes ignoran aquella relación especial. Hoy él llega más tarde de lo habitual, tal como ella se lo pidió. Casi es la hora del cierre, él se sienta en la barra con el último café. Ella sale de detrás de la barra, abre una puerta con una inscripción que pone «privado» y la deja entreabierta. Él tiene una visión privilegiada. Entonces ella se empieza a quitar la ropa de trabajo con lentitud; se suelta el sujetador y lo desliza suavemente por los hombros hasta que sus senos quedan al descubierto; luego se pone de espaldas y se quita el tanga. Después se pone, muy despacio, una nueva braga diminuta morada de encaje y un sujetador a juego. Cuando acaba de vestirse, y entre suspiros, le dice que tiene prisa, que mañana hablan, que tiene necesidad de su marido... Pero que mañana más...

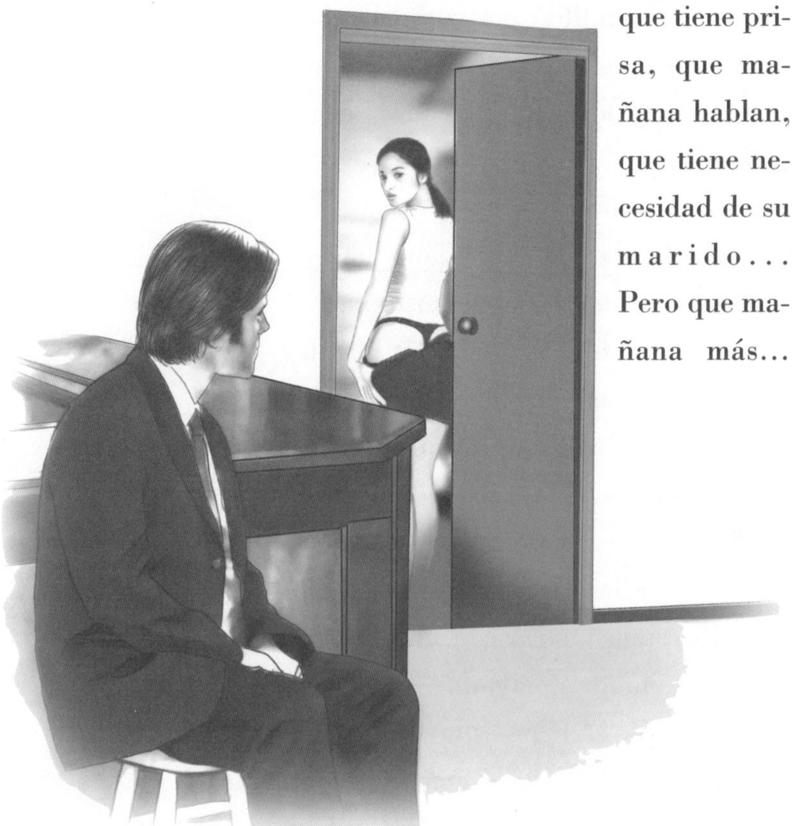

LOS ESCENARIOS PARA MOSTRARSE SON INESCRUTABLES

Los escenarios teatrales son la inspiración y los actores, los ídolos secretos de los exhibicionistas, ya que ellos pueden mostrar su cuerpo con «impunidad» en la medida que su trabajo consiste en exhibirse. De manera que la búsqueda de escenarios para exhibirse es importante porque lleva consigo una carga erótica particular: renueva las sensaciones y genera emociones inéditas.

Algunos lugares resultan más excitantes para mostrarse que otros. Antes comentábamos ciertas preferencias por espacios naturales; sin embargo, las personas que quieren ser vistas, ya sea por desconocidos o por la propia pareja, muchas veces eligen el morbo de mostrarse en lugares públicos y muy concurridos: medios de transporte como el metro, el autobús o los trenes, que además tienen el atractivo adicional del movimiento; mientras que otras prefieren los teatros, bares, gimnasios o tiendas, donde los probadores ofrecen una oportunidad única y espontánea para desnudarse y mostrarse, sin incurrir en un acto público censurable. En la mayoría de los casos influye el factor riesgo: ser descubiertos por otras personas, cuando los gestos están dedicados a la pareja o a un observador en concreto, o la posibilidad de una reacción inesperada, generan una carga de tensión extra que le da mayor emoción al juego y eleva la calidad del deseo. Sin renunciar a estos escenarios, hay personas que se muestran en los locales donde se practica sexo en grupo. Rodeados de un clima abiertamente sexual. Otro morbo distinto genera la transmisión de imágenes por *webcams* a través de Internet. Hacer *striptease* ante la cámara; exhibirse parcialmente de forma seductora ante un interlocutor al otro lado de la pantalla del ordenador significa el máximo morbo en condiciones de seguridad e intimidad. Incluso en algunos casos esa demostración se hace para una sola persona desconocida con la que se ha trabado relación mediante un *chat*, pero en otros se lanza una imagen a la red sin saber si será

Los locales de intercambio de parejas o para practicar sexo en grupo son sitios ideales para dar rienda suelta a todo tipo de exhibicionismo. Sin inhibiciones se puede enseñar el cuerpo desnudo a la pareja y a otras personas, intentar seducir a otros integrantes del grupo mostrándose o incluso practicar el coito mientras otros miran.

captada por millones de personas en todo el mundo. Multiplica la sensación de placer el imaginar que ese ciberespacio está habitado por personas de carne y hueso que mirarán y disfrutarán mirando: esa sola idea es el detonante que estimula la libido de quien se muestra delante de una *webcam* en el estudio de su casa.

También mediante un objetivo se estimula el deseo; hay quienes prefieren grabar con una videocámara su cuerpo desnudo para mostrárselo a su pareja luego o para proyectarlo mientras mantiene una relación sexual con ella. Estas personas se exhiben y disfrutan fantaseando con que detrás de aquella lente, para la que actúan voluptuosamente, alguien los está observando.

DOLOR Y PLACER

Cómo transmitir que la violencia genera placer? ¿Cómo decir que la agresividad provoca excitación sexual? ¿Cómo explicar este delicado asunto sin que alguien lo relacione con alguna desviación psicológica? O que una desafortunada interpretación políticamente correcta descalifique el argumento. O que alguien acabe rasgándose las vestiduras porque la violencia es intrínsecamente mala. O que la sombra de la violencia de género sea utilizada para confundir, por exceso de celo, un delito con un simple juego sexual consentido.

En la vida social dolor y placer no se tocan. Son dos sensaciones independientes. Se las considera emociones opuestas. Quien sufre un dolor no puede experimentar placer. Y quien goza no lo hace a través del dolor. Y no puede porque en el mundo social de las leyes morales, los pudores y las apariencias nadie admite que los caminos del dolor y el placer puedan cruzarse. Al menos públicamente. Sin embargo, en la otra dimensión, la privada, la de la intimidad desinhibida de los amantes, donde se muestran los cuerpos desnudos sin vergüenzas y el sexo aparece como un territorio de libertad para recorrerlo sin fronteras, el dolor y el placer se entrelazan muchas veces en el destino de las personas. Ellas interpretan un código íntimo y libérrimo de complicidad en el que un arañazo significa deseo; un mordisco, excitación; una bofetada, desenfreno lujurioso; un pellizco, una dulce descarga punzante, y un insulto (el inicio del dolor psicológico), la provocación más arrebatadora. Violencia limitada y aceptada. Agresividad positiva y controlada, con el único objetivo de sentir y hacer sentir satisfacción. Como un recurso para potenciar el deseo y aumentar el gozo. Aunque resulten inconfesables.

LA ADRENALINA Y LAS TÉCNICAS ORIENTALES

La adrenalina es una sustancia que genera el cuerpo para ponerse en estado de máxima alerta cuando advierte una amenaza externa: se concentra en ese riesgo, todos los sentidos están pendientes para decidir: defenderse o huir. La reacción es el miedo. Y también es uno de los principales responsables del cruce entre dolor y placer. Aunque parezca poco excitante una referencia química, lo cierto es que cuando se disparan los estímulos que generan la segregación de adrenalina en el cuerpo las sensaciones se confunden. En realidad, el organismo no sabe si se trata de un juego o de un peligro real, pero reacciona de la misma manera: excitándose.

En un juego sexual en el que se incluyan mordiscos, «nalgadas» o pellizcos que conlleven un leve dolor, el cuerpo entiende que debe estar alerta porque esos estímulos así se lo piden y entonces genera ese estado de fuerte emoción y tensión. La mente, encargada de discernir entre lo perjudicial y lo agradable, convierte esa reacción temerosa y levemente dolorosa en una sensación satisfactoria y placentera.

Ya en el más antiguo libro de técnicas amatorias y sexuales, el *Kama-sutra,* existe un desarrollo amplio de los llamados «golpes del amor» que incluyen arañazos, mordiscos y palmadas. En cada caso, los clasifica de distinta forma si se realizan con la mano abierta o cerrada, con la palma o el dorso y según los sitios en los que se golpea. Y también si los golpes los da el hombre a la mujer (*Karatadana*) o si es a la inversa (*Sitkreutoddesha*). Con la misma meticulosidad se describen los mordiscos, donde tiene particular importancia la in-

Los pezones, tanto en el hombre como en la mujer, necesitan ser estimulados, acariciados, lamidos, estrujados y pellizcados en algunos casos para que su sensibilidad aumente y también para que se desarrollen. Muchos hombres dicen no tener ninguna sensibilidad en los mismos, pero generalmente se debe a que pocas veces se han dedicado a estimularlos.

Los arañazos son considerados como caricias capaces de despertar fuertes pasiones.

tensidad y el tiempo que se aplica al mismo y la parte del cuerpo elegida para darlo. Más allá de las partes erógenas clásicas se destaca la parte interna del labio inferior como un punto altamente sensible para recibir esos mordiscos.

Los arañazos son considerados como caricias capaces de despertar fuertes pasiones, y se prodigan de diferentes maneras: desde los arañazos tradicionales, arrastrando con una presión moderada las uñas sobre la piel del amante, hasta jugar a clavarlas en un lugar determinado: los pechos, las mejillas, el interior de los muslos, las nalgas... También se sugieren arañazos estilo «pincelada», como quien pinta, arrastrando las uñas y cambiando la orientación varias veces para provocar estímulos cambiantes.

Cuando entra en el hotel, Clara siente que la cara le arde de ansiedad. Va abrazada a Nicolás, ese semidesconocido que hasta hace sólo algunas horas no era más que un *nick* en el Messenger. Ahora está a punto de hacer realidad su momento más seductor en mucho tiempo. Clara recuerda que ante la pantalla del ordenador Nico la hacía gozar con sus ocurrencias. Llevaba algún tiempo sola y sin sexo. Y se preguntaba si aquello duraría mucho. Pero esas conversaciones la habían inquietado y excitado. Se había masturbado frente a la pantalla, pero quería más. Cuando él propuso ir a un hotel ella entendió que era su gran oportunidad. Y ahora está entrando en aquella habitación pensando en mil fantasías; en la pasión con que amenazaba arañar su espalda con las uñas o desbordarse en palmadas que dejarán a rojo fuego su piel. Apenas la ve, Nico no pierde el tiempo: la besa con fuerza, dejando que su lengua explore la boca de su amante, y le muerde el labio inferior hasta que ella suspira. En ese momento, Clara siente como una ola de calor que la impulsa a sacarle la camisa de un tirón. Rompe los botones, se abraza a él nuevamente y le clava las uñas en la espalda. Ahora es él quien se arquea de placer. Y responde. La desnuda rápidamente, sin rodeos. En menos de medio minuto ella está expuesta ante su amante y le grita que quiere que lo hagan ya y con fuerza. Él, liberado de sus pantalones, la levanta por las nalgas y la obliga a que ella entrelace las piernas en su cintura mientras la penetra. No le da tregua: le muerde los pezones y ella estira la cabeza hacia atrás y se deja llevar por el deseo. Nicolás se agita pero no pierde el control. Estira la mano para coger la corbata anudada que hay sobre el sillón y empieza a azotarla en las nalgas y la espalda. Una y otra

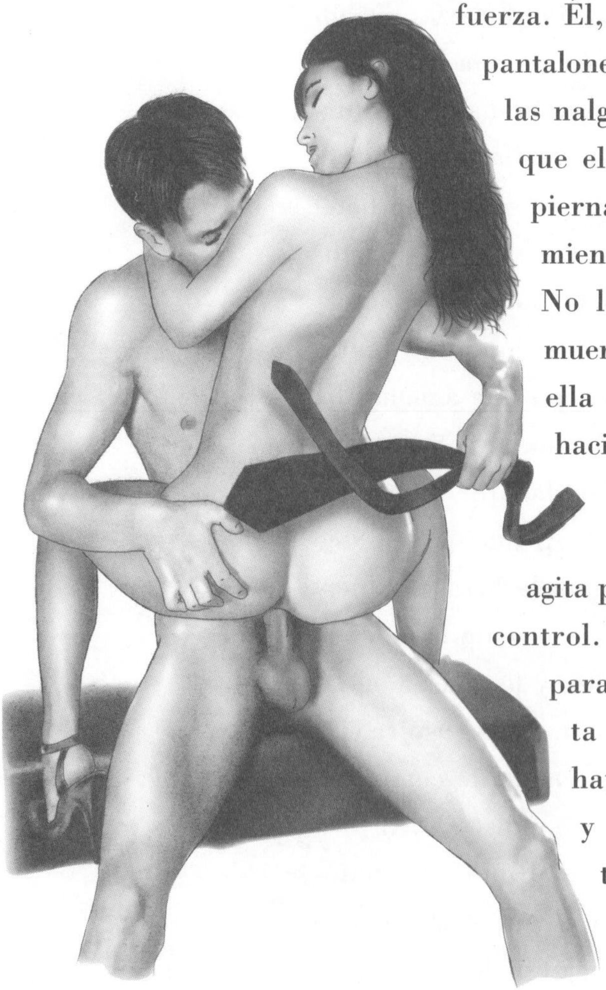

vez. Ella lo recibe con sorpresa. A cada azote le responde un gemido cada vez más fuerte. Le pide más y se agita sobre el pene en un sube y baja duro y rápido. Adivina que su orgasmo explosivo y violento está cercano. Quiere que la azote más, quiere sentir esa descarga de dolor placentero, arrebatador; mientras, sus uñas se clavan en los brazos de él como si fuera un ave rapaz capturando a su presa...

SADE, EL PRECURSOR DE LA PALMADA

Estos juegos de dolor y placer fueron popularizados, en la cultura occidental, por Donatien Alphonse François, marqués de Sade. Este noble francés dejó constancia en sus libros de su pensamiento y su agitada vida sexual, que, curiosamente, se desarrolló durante un período más que enfebrecido en la historia de Francia. Sus historias sexuales personales y literarias atravesaron los últimos años del decadente reinado de Luis XVI, la Revolución francesa de 1789 y, posteriormente, el Imperio napoleónico. El marqués de Sade legó esa conducta absolutamente transgresora, donde el castigo y el dolor consecuente eran causa de gozo, de placeres ocultos e inconfesables para la conducta de la época (también para la actual).

Dos siglos después la esencia de ese placer se conserva. Actualmente estos juegos sexuales transgresores de agresividad física forman parte del imaginario de muchas parejas de amantes. Y también son muchas las que lo llevan a cabo. Por lo general, lo ponen en práctica cuando la excitación ya ha empezado a crecer. Entonces, la alta sensibilidad permite que una sonora palmada en la nalga provoque una irritación en la piel que, además de enrojecerla, produce un agradable escozor. Y, además, suma adrenalina, que ayuda para acercarse un poco más al éxtasis. Algo parecido ocurre con los pellizcos en zonas erógenas como los pezones o las nalgas. No se trata de hacer daño o

Suave y duro. En la alternancia está el gozo. Significa que después de cada mordisco, de cada palmada o arañazo es conveniente hacer una caricia o dar un lametón. Los estímulos se potencian a través de esa variación. Mientras que la repetición de un mismo tipo de estímulo, incluso en intensidad, provoca un acostumbramiento que limita las sensaciones.

provocar un fuerte dolor, sino sólo de transmitir la sensación. A partir de un breve retorcimiento sobre la piel, hecho con los dedos, se busca atraer la atención sobre esa parte del cuerpo y que repercuta como un eco en las zonas más sensibles.

El día fue tan agotador que en su mente se dibuja una bañera humeante y aromatizada y un silencio íntimo sólo interrumpido por el chisporroteo del agua cayendo. Es un sueño sencillo de cumplir. Lo primero que hace al llegar a casa es abrir el grifo para llenar la bañera, posteriormente pone un CD de Boccherini y regresa al cuarto de baño para esparcir sales aromáticas en el agua, que rápidamente inundan con su penetrante olor toda la estancia. Se sumerge en aquel paraíso húmedo y caliente, se relaja, se estira y siente en cada poro de su piel cómo juega el agua caliente en su cuerpo, en sus músculos agotados. Poco a poco las sensaciones cambian. Recupera la vitalidad, se despeja. Primero pasa la suave esponja por sus brazos y muslos, luego prefiere su propio contacto personal. Sus manos llenas de gel enjabonan el pecho, el abdomen y el pubis, hasta que sus manos se adueñan del pene y un escalofrío de placer lo obliga a cerrar de nuevo los ojos. Al ritmo de la música de cuerdas sus manos resbalan de arriba abajo por el pene como si no fueran suyas. De pronto siente otro apremio; una mano abandona el miembro y se dirige a su pecho, coge uno de los pezones y lo pellizca una y otra vez. Se conmueve, un gesto de dolor contenido y placer fugaz pasa raudo por su cara. Su imaginación comienza a iluminar una silueta irreconocible, mientras su mano enjabonada sigue agitando su falo, cada vez más duro. La excitación avanza por andanadas. Imita los contrapuntos de

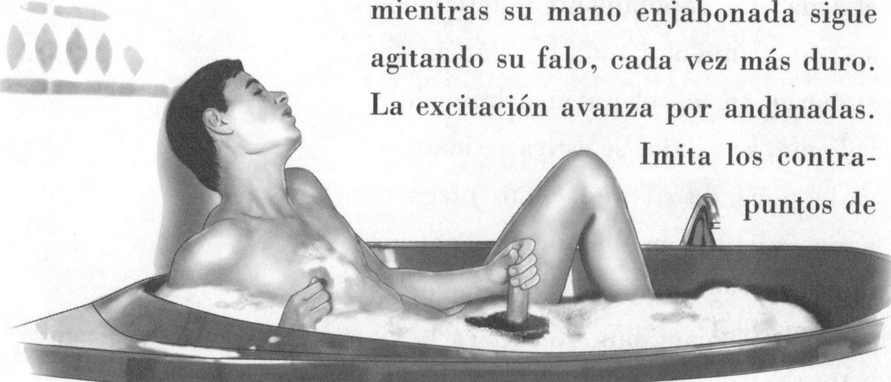

la

música. Su mano derecha agita la piel húmeda y estirada del pene y la izquierda le responde pellizcando la sensible piel de los muslos. Se siente agitado, asfixiado. La velocidad aumenta y también la frecuencia de los pellizcos. Ahora es en los brazos, y después vuelve a los pezones erectos y a las nalgas. Cada descarga es un peldaño hacia arriba. Es una escalada hacia la pasión solitaria y dolorosa. Pero descubre que le encanta jugar con ese castigo sublime, hasta que el último pellizco le impulse a la descarga final mientras imagina que sus manos son las de aquella desconocida que vio por la mañana en el puente aéreo.

AZOTES Y MORDISCOS VARIOS

Los mordiscos, en cambio, deben ser más medidos. Es aconsejable no darlos cuando la excitación es máxima porque es más difícil controlar la fuerza de las mandíbulas y se puede hacer un daño conside-

Cuando alguno de los amantes, o ambos, está comprometido en otra relación, conviene tener cuidado de no dejar marcas. O hacerlo en lugares escondidos, como un secreto recuerdo erótico. En estos casos, esas marcas, a pesar del tiempo transcurrido, tienen la capacidad de evocar la pasión que las provocó.

rable. Los mordiscos durante los juegos preliminares y, sobre todo, en zonas como los pechos, la vulva o el pene suelen elevar la tensión. Existe una sensación contradictoria, porque si bien quien recibe el mordisco confía en su amante, en su interior subyace la duda, el temor de recibir una agresión. Y este miedo es el motor positivo que libera la adrenalina excitante.

Utilizar elementos externos al cuerpo para golpear o azotar, como correas de piel o toallas, supone un cuidado añadido. Por regla general, cuando esos elementos son largos es necesario medir muy bien antes de golpear y tener cierta práctica al hacerlo. Existen efectos indeseados. Se puede pretender golpear en un glúteo y, debido a que la punta del elemento hace un efecto látigo y golpea veinte centímetros más lejos de lo esperado, dañar los genitales. O si se pretende azotar en la espalda, la fusta improvisada puede alcanzar, sin quererlo, la cara o el pecho. Ese tipo de daño ocasional e inesperado provoca un resultado exactamente opuesto al buscado: el dolor excesivo causa desconcentración y desmotivación.

En la medida que no existen reglas fijas, no siempre debe ejercer la agresividad el mismo miembro de la pareja. Es una cuestión de estado de ánimo. Pueden turnarse para interpretar los papeles de castigador y castigado o alternarse los roles en cada sesión de sexo con dolor y placer. Algunas parejas tienen asignadas esas representaciones fijas. Sencillamente, porque el que proporciona dolor encuentra placer en esa acción, mientras que quien recibe el castigo se siente satisfecho así.

De todos modos, el goce a través del dolor también puede considerarse un placer solitario, si así se desea. Durante los juegos masturbatorios el dolor causado a uno mismo tiene la ventaja de que la propia persona puede ir regulando la intensidad en función de sus propios límites.

JUEGO DE ROLES

La Lord Chamberlain's Men era la compañía teatral de William Shakespeare que esparcía sueños en la Inglaterra del siglo XVI. Tiempos curiosos en los que reinaba y mandaba la reina Elizabeth, pero en los que las mujeres tenían prohibido subir a los escenarios. Shakespeare escribía para los hombres. Eran ellos quienes interpretaban los papeles femeninos con ropas y pelucas a tono. Su escasa sensualidad, sin embargo, contrastaba con la curiosidad sexual que generaba esa interpretación y las no pocas fantasías secretas heterosexuales y homosexuales que despertaban. Apenas un siglo después, la mujer se abrió paso en los escenarios, y no sólo en ellos. Fue Venecia la cuna. En esa ciudad mágica en la que confluían la cultura, el arte y los mercaderes más poderosos, se desplegó el erotismo de los vestidos y los disfraces, la sensualidad transformada en enigma; el juego sexual de las máscaras carnavalescas y de las intrigas secretas e inconfesables. En la Venecia de Giacomo Casanova, el amante universal, se alcanzó la máxima sofisticación en un juego de roles donde la seducción y el estímulo para lograr placer se mezclaban con el morbo de crear ambientes y adoptar personalidades de ficción. Aquel entorno quizá haya sido el antecedente más cercano del *rol playing* o juego de roles actual.

EL ESTÍMULO SE HALLA EN LA PIEL DE UN PERSONAJE

En nuestro siglo XXI la interpretación de papeles, en la intimidad de los amantes, tiene un manifiesto y evidente objetivo sexual. Por lo general, en el *rol playing* suelen participar dos personas que elaboran un diálogo ficticio o interpretan roles complementarios en una ficción histriónica con el fin de aumentar sus deseos y excitación. Cuando los amantes eligen los personajes que van a interpretar se inspiran en cuestiones muy variadas que pueden ir desde recuerdos de la infancia hasta situaciones morbosas no concretadas, escenas sexuales que guardan en la memoria o fantasías infantiles. En cualquier caso, todas esas diferentes causas apuntan a un mismo propósito: despertar el mayor morbo sexual posible. Una pareja puede jugar a médico-enfermera, modelo-fotógrafo, profesora-alumno, entre muchas otras relaciones complementarias que reproducen situaciones excitantes. Finalmente, la intención es que los amantes

A través de Internet se pueden encontrar parejas o compañeros para el juego de roles. Incluso es posible negociar los personajes y la historia que van a interpretar, que puede representarse mediante un diálogo en pantalla y con una *webcam.*

investiguen más allá de los límites de la rutina cotidiana y encuentren un escenario lúdico que les provoque los nuevos estímulos que buscan.

Son las siete de la tarde y mucha gente sale de su trabajo. Bibiana se pasea inquieta por aquella esquina concurrida con una carpeta y un par de hojas en blanco. A los pocos minutos ve llegar a Alejandro; a partir de ese momento han quedado en que él será un auténtico desconocido. Lo para y le pregunta si le puede hacer una encuesta que durará sólo unos minutos, allí mismo, de pie y en plena calle. Él accede y ella le dice que la encuesta trata sobre gustos sexuales. Alejandro se muestra un poco remiso; ella le hace unos mohínes de seducción y él accede. Bibiana comienza el interrogatorio con cierta timidez, le pregunta si le gusta el sexo oral y cómo y dónde le divierte que se lo hagan; cuál es su postura preferida; si tiene sitios predilectos para los juegos sexuales.

Cada pregunta y cada respuesta dan pie para que interpreten sus papeles de desconocidos que se van encendiendo con la conversación. Hablar de esos temas en la acera, mientras otra gente pasa a su lado, crea un microclima de complicidad y excitación. Pero siguen comportándose como perfectos desconocidos. Ella insiste y cada vez es más atrevida con sus preguntas: si usa la lengua para complacer a su amante; que le dé detalles..., qué opina del sexo anal. Hasta que él, como en el mejor de los juegos de seducción, le propone explicarle todas sus experiencias y gustos poniéndolos en práctica. Ella se muestra dispuesta, ya lleva conteniéndose varios minutos porque el juego del desconocido la hace reprimir su ya irrefrenable pasión. Ambos se dirigen a un hotel y reservan una habitación, aunque siguen comportándose como dos personas que acaban de conocerse. Ella le dice que se prepare porque la encuesta le ha dado ventajas: conoce sus gustos, sabe cómo satisfacerlo y está más que dispuesta a demostrárselo...

LOS AMANTES BUSCAN DISFRACES CON ALMA ERÓTICA

Los personajes que las parejas eligen para el juego recogen, por lo general, sensaciones, soplos del pasado, que han dejado una huella erótica. Lejanas conexiones con la infancia que se vinculan con figuras que producen atracción, muchas asociadas al poder, como un bombero, un policía, un médico o una enfermera. O bien alguna profesión o actividad que se idealizó durante la adolescencia pero que nunca se desarrolló y quedó flotando con una carga extra de sensaciones que persiste en la memoria como una asignatura pendiente: camionero, azafata, músico, ladrón, maestra. O tal vez determinada ropa, uniformes, cuya vestimenta implica la realización de un papel y la asunción de una actitud determinada. No se trata sólo de vestir ropas de marinero, futbolista,

Los personajes que las parejas eligen para el juego recogen, por lo general, sensaciones, soplos del pasado, que han dejado una huella erótica.

La rutina suele ser enemiga de las relaciones sexuales. Se dice entonces que es más fácil evitarla que luchar luego contra ella cuando ya se ha instalado en las relaciones sexuales. Por eso el tiempo previo de preparación del encuentro sexual, la elección de los disfraces, el guión de la escena, es tan estimulante que abre la mente a nuevas sensaciones. Incluso el recuerdo posterior del juego de roles prolonga el placer a través de los días.

bailarina o geisha, sino de su significado para los amantes, del alma erótica que se esconde bajo los disfraces y de la fascinación de sus efectos afrodisíacos.

Para algunos es una forma sencilla y directa de dejar salir los deseos sexuales ocultos, reprimidos bajo la personalidad cotidiana. Si se asume el rol de maestra represora, por ejemplo, se despertarán sensaciones y emociones más duras, de poder sobre el alumno. Saldrán a la luz actitudes más rígidas, autoritarias. En cambio, si se escoge ser la maestra buena, la que enseña al alumno a disfrutar de su sexualidad, aflorarán sentimientos maternales que provocarán un deseo más emotivo, aunque no por ello menos voluptuoso.

Por eso también la asunción de roles diferentes al de la propia personalidad es un juego disfrazado de juego. A través de esa interpretación con contenido sexual se canalizan deseos ocultos y profundos que de otra manera no tendrían su espacio y seguirían reprimidos.

Se puede actuar de acuerdo con el personaje sin necesidad de vestir una ropa especial. Sin embargo, crear el ambiente y disfrazarse genera un clima sensual que para algunos amantes se hace indispensable. En este caso es necesaria la preparación, mediante el diálogo y el acuerdo mutuo, para lanzarse al juego: un guión somero de la escena y decidir si la participación será activa o pasiva. En ese reparto de papeles se expresan gran parte de las fantasías de ambos, que subyacen en el deseo más íntimo, en las causas de la excitación espontánea. Incluso también es un aperitivo lúdico como parte de los juegos previos que le quitan monotonía a las relaciones sexuales. No obstante, y según las circunstancias, disfrazarse sin avisar a la pareja puede resultar un golpe sorpresivo que genera excitación por lo inesperado: es la espontaneidad que alimenta la pasión cotidiana.

Ana siente una devoción especial por el «trabajo» de su compañero Pablo. La sedujo desde siempre y mantienen viva la llama de esa pasión inacabable que se renueva cada vez con un

ardor renacido. Ella espera en su dormitorio ansiosa y ardiente. Su arrebato aumenta con la espera que se prolonga. Siente un calor profundo que surge de su interior, como si le brotaran llamas del cuerpo. Sólo viste un picardías de gasa transparente morado y un tanga que cubre lo justo su triángulo sexual depilado. Pronto será la hora. Todo está preparado. Cuando Ana escucha la llave girando en la cerradura de la puerta se sienta en la cama y comienza a gritar como una posesa: «¡Fuegoooo!

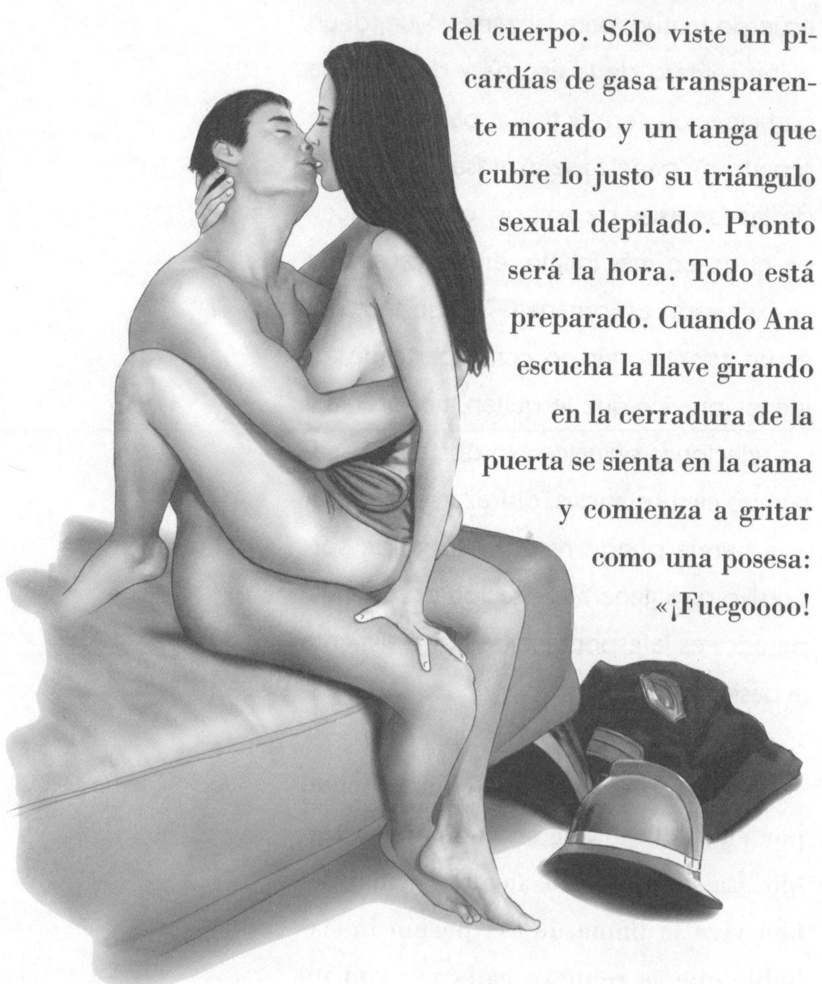

¡fuegooooo!». Un par de segundos más tarde Pablo entra en la habitación con la cabeza cubierta por un casco de bombero, una chaqueta ignífuga abierta —que deja al descubierto el vello de su pecho— y unas botas de goma. Ana, como cada vez que repiten la escena, siente que el deseo le sube por las venas y se hace irrefrenable: la imagen atlética de Pablo con su chaqueta y su casco de apagafuegos es el mayor y más efectivo afrodisíaco que ha probado jamás. Él se quita el casco y lo arroja a un lado de la cama. Luego se acaricia el pecho seductoramente y comienza a quitarse muy despacio la chaqueta, con la vista clavada en Ana. Mientras, ella, arrebatada por el deseo, le grita: «¡Ven y apágame este fuego!».

DIME CÓMO TE VISTES Y TE DIRÉ QUÉ DESEAS

Cuando se incorpora la ropa que da identidad al personaje en el juego de ro-

Popularmente se comete el error de creer que todos los hombres que se disfrazan con ropa de mujer para el juego de roles son homosexuales. Lo que sucede en realidad es que las fantasías indican que la libido suele elevarse ante lo considerado prohibido por la sociedad.

les, se trata de un aliciente más que ayuda a componer mejor el papel y a que la situación se vuelva más creíble para la pareja, de modo que su impacto será también mayor. Se suelen interpretar personajes no muy comunes, pero tampoco demasiado desconocidos como para que el amante no los reconozca y el juego pierda su efecto visual. Por lo general, entre los hombres los más habituales son los de ejecutivo, los uniformes del ejército de mar, tierra o aire, monos de obrero de la construcción o explorador, entre otros. Aunque también son muy utilizados los de médico, esclavo y bombero. En las mujeres, por su parte, se impone la línea de colegiala, criada, enfermera, profesora, bailarina árabe, prostituta o señora de alta sociedad, por ejemplo.

El disfraz ayuda enormemente a crear la ilusión del intérprete y lo anima a interpretar el personaje en toda su dimensión; le permite trasladarse a la piel del mismo como si fuera una escena teatral, a ponerle el tono de voz adecuado y moverse con sus gestos o ademanes característicos. La pérdida del miedo al ridículo, del prejuicio inhibitorio, refuerza el sentido lúdico de la situación. Finalmente sólo se trata de un juego para disfrutar, aunque las risas quiebren la representación. Es aconsejable no poner reglas rigurosas al juego, a no ser que la formalidad forme parte del placer que buscan los amantes.

Las representaciones del *rol playing* no están limitadas necesariamente al ámbito íntimo de la pareja: pueden trascender a fiestas donde los disfraces den pie al sexo grupal, en un ambiente liberal. Una alternativa es sumar una tercera persona que interprete su papel en la escena. O montar fiestas temáticas en las que los personajes sólo pueden ir disfrazados de perros y gatos, indios y vaqueros u otros personajes complementarios que puedan dar lugar a crear un ambiente de atracción sexual. Un juego bastante frecuente, y que se observa tanto en las fiestas temáticas grupales como en la intimidad, es el intercambio de papeles sexuales en la vestimenta de los amantes: ella se viste de hombre y él, de mujer. Son muchos los

La pérdida del miedo al ridículo, del prejuicio inhibitorio, refuerza el sentido lúdico de la situación.

hombres que sienten un placer especial —compartido con su amante— cuando llevan medias de seda, ligueros, braguitas e incluso sostén. No menos que el que despierta a una mujer una camisa holgada de hombre, unos bóxers o una corbata, completando su vestimenta con un sombrero masculino.

Al mejor estilo de las películas de los años cincuenta, Sofía llega a la casa de su amante con gafas oscuras, a pesar del sol tenue de la media tarde, un pañuelo burdeos en la cabeza y una intrigante gabardina mostaza abotonada hasta el cuello. Álvaro sale a recibirla, le da un beso suave en los labios y le susurra al oído que lo espere en el dormitorio: hoy gozará como nunca. La promesa la hace vibrar. En la habitación, medio iluminada con la luz mortecina de la mesilla de noche, suena de fondo el saxo de Charlie Parker en *Lover Man*. Ella se sienta en la cama, desabrocha su gabardina mientras la envuelve la música soñadora y se quita

el pañuelo para liberar su melena morena. Aquellos segundos parecen horas cuando la ansiedad crece. Y aumentan súbitamente sus latidos cuando escucha pasos en el pasillo. Enseguida aparece Álvaro en escena y se apoya sensual contra el marco de la puerta de la habitación. Lleva ligueros negros, medias negras de seda y, a juego con aquel atuendo provocativo, un body de seda, también negro. Sorprendida, Sofía se queda con la boca abierta, como extasiada mirando a su amante con un deseo nuevo para ella. Con su mejor pose seductora masculina, Álvaro avanza hacia Sofía moviéndose como en un baile de conquista ritual, sin prisa, voluptuosamente. Llega a su lado, se sienta con lentitud estudiada y la rodea con los brazos. Sofía lo deja hacer, espera más sorpresas, quiere ser amada de aquella forma inesperada, quiere seguir adelante. Él la rodea con los brazos, le besa el cuello y le dice lo mucho que le gusta antes de entretenerse con la lengua en su oído, hasta que So-

Sorprendida, se queda con la boca abierta, como extasiada mirando a su amante con un deseo nuevo para ella.

fía siente escalofríos en la espalda. Luego le da la vuelta, la desnuda y la estira en la cama para darle un masaje desde la nuca hasta los pies, frotando a ratos la tela suave de su body sobre la piel de la espalda de Sofía; se quita un liguero y se lo pone en la boca para que ella lo chupe; mientras, él baja hasta los dedos de sus pies para lamerlos. De pronto ella toma el mando. Se sienta en la cama y empieza a desnudarlo; lentamente le quita una media... después la otra... desabotona los broches del body con lentitud exasperante mientras lo mira a los ojos y sus labios se lanzan a devorar su boca...

LAS FANTASÍAS, PELÍCULAS DE LA IMAGINACIÓN

Las ilusiones sexuales que se crean en la mente no siempre pueden hacerse realidad, es más, a veces no es aconsejable intentarlo. En ciertas ocasiones, las esperanzas de materializar la fantasía predilecta son prácticamente nulas. Y la constatación puede llevar al desencanto, porque muchas veces la realidad no ofrece lo que esa persona espera. Ya sea porque la pareja no responde exactamente a la idea figurada; o bien porque en la fantasía participan personas desconocidas sobre las que no se puede ejercer ningún control, y mucho menos inducirlas a participar del juego, lo que aumenta el riesgo de fracaso. La contrapartida es la representación simbólica de una fantasía, concertada a través del juego de roles con el amante o con personas de confianza. Esta opción se convierte en una práctica que puede ampliar y realzar la experiencia sexual. Significa liberar la imaginación hacia las ideas, aparentemente, más alocadas y tentadoras sexualmente, y transformarlas en realidad mediante el montaje de un escenario adecuado y con los disfraces que le den veracidad a la creación de los personajes elegidos.

Un ejemplo es una fantasía de género cruzado en la que un amante masculino desea representar una escena de lesbia-

Existen hoteles por horas que alquilan habitaciones equipadas con la escenografía y los disfraces adecuados para representar fantasías sexuales temáticas: parejas del Imperio romano, temibles vikingos, Tarzán y sus aventuras en la selva o náufragos en una isla desierta.

Un ejemplo es una fantasía de género cruzado en la que un amante masculino desea representar una escena de lesbianas.

nas. Para el papel no sólo es necesario que se vista de mujer, sino también que se prepare psicológicamente. A veces, puede cambiarse de nombre y buscar uno femenino que le agrade, e, incluso, elegir el carácter que tendrá su personaje: dócil, agradable y sometida o agresiva, dominante y seca. Los espejos en la habitación son parte importante de la escenografía y le sirven para reforzar su nuevo papel. Vestido de mujer asumirá mejor el personaje, se lo creerá y su fantasía lo excitará hasta límites desconocidos. Otras fantasías frecuentes son el rapto, el robo, la esclavitud sexual, la violación, los juegos militares, la novatada universitaria, la pérdida de libertad momentánea, las capturas por indios o el encuentro con extraterrestres.

La pistola negra, calibre 44, es ligera y de plástico, pero en su mano parece real. La media que le cubre la cabeza, deformándole el rostro hasta hacerlo irreconocible, la ha sacado de un cajón de la cómoda. Óscar está escondido tras las cortinas del salón, mientras Paula, vestida con la camisa del pijama y en bragas, ve la televisión en su dormitorio, en la planta alta. Él sube las escaleras rápido, pero sin hacer ruido, llega hasta la puerta del dormitorio y la ve estirada en la cama, despreocupada; espera unos segundos y entra en la habitación gritando: «Zorra, estate calladita y dame todo lo que tengas». Ella se sobresalta y no puede contener un pequeño grito ahogado por la angustia. Se sienta en la cama y su cara refleja miedo. La adrenalina le fluye a alta velocidad. Está atemorizada y excitada. Él le apunta con el arma, se acerca y le dice que ha cambiado de opinión: primero se divertirán un poco. Paula respira agitada y mira el arma, que cada vez se acerca más a su boca, hasta que no aguanta más y sus labios empiezan a chupar el cañón con fruición. Lame voluptuosamente, como si fuera la prolongación del miembro del supuesto ladrón. La situación la exalta, empieza a sentir que sus bragas se humedecen y su piel enrojece. Él no pierde la calma y toma el mando: le saca el arma de la boca, la empuja sobre la cama y, con mucha serenidad, utiliza la pistola para acariciarle los pechos y hacer círculos alrededor de los pezones erectos. Ella se muerde los labios y vuelve la cabeza hacia un lado y hacia otro; está cerca del éxtasis. Le grita a su asaltante que haga lo que quiera con ella, que lo está deseando, que quiere entregarse... Él le saca bruscamente la parte de arriba del pijama y luego se quita la media de la cabeza para ponérsela a ella como una suave mordaza. Ella grita que no y que no una y otra vez, pero su cuerpo dice otra cosa: sus piernas están juntas y apretadas, pero duran así lo que él tarda en poner la punta de la pistola en el elástico de la braguita. Ella cede, mientras su abdomen sube y baja como buscando aire en cada bocanada. Finalmente abre con movimientos sensuales sus piernas frente a su «agresor»; levanta las caderas, arquea la espalda y reclama

La situación la exalta, empieza a sentir que sus bragas se humedecen y su piel enrojece.

atención para su vulva inflamada por el deseo. Él le arranca la braguita y hunde su lengua entre aquellos labios húmedos, violando su intimidad...

UN CAMINO DE SENSACIONES ENCONTRADAS

Cualquier actor interpreta un papel a partir de un guión basado en un argumento. Es decir, se introduce en la personalidad de un personaje y lo elabora según lo indicado. En el juego de roles el argumento está unido íntimamente al papel y a la escena que hay que representar. La propuesta de situaciones que se recrean nace de la imaginación: fantasear sobre qué siente un determinado personaje escogido y si esas sensaciones son estimulantes para el amante que lo eligió. Se trata de descubrir el lado erótico y sensual de esa personalidad que eleva la excitación y el deseo. Por ejemplo, ser la maestra, además de ofrecer las connotaciones de poder que implica el personaje, segu-

En el juego de roles el argumento está unido íntimamente al papel y a la escena que hay que representar.

ramente será más rico si se aportan los elementos de la propia sexualidad, pues eso lleva en realidad a reinterpretarse a sí mismo; es darle matices muy diferentes a la propia personalidad. Y esos matices cambian según el personaje escogido. Cada papel enlaza con sensaciones distintas: la humillación, el poder, la ingenuidad. Y todas ellas envían señales excitantes y despiertan la pasión tanto en quien lo interpreta como en su amante. En general, esas emociones están ligadas a sentimientos profundos y ocultos. Lo interesante del juego de roles es que, en un ambiente lúdico, distendido y desinhibido, pueden salir antiguas represiones, fantasías, deseos ocultos; muchos de aquellos sentimientos que en la vida diaria se hallan escondidos en lo profundo del inconsciente y que al representar un personaje resultan más fáciles de exteriorizar. Con un agregado más feliz aún: la aceptación del amante durante el juego sirve para relajarse y dejarse llevar por el deseo sin el temor a ser juzgado negativamente o a ser rechazado por el otro. En suma, el juego de roles en una pareja tiene el valor adicional de conocer las fantasías secretas, los gustos no confesados para enriquecer la relación y resulta una motivación muy positiva para quitarle solemnidad al sexo y dotarlo de un componente lúdico.

En un perchero de madera del vestidor cuelga la vieja bata blanca de médico del padre de Adrián. Lucía la ve y, en un *flash-back* instantáneo, sus pensamientos van a buscar las tardes de verano de su niñez en aquel barrio de chalés y calles anchas con aceras ajardinadas. Durante la siesta sólo los niños permanecían despiertos; los adultos desaparecían, escapaban del calor con una siesta a la sombra. Recuerda Lucía que se sentían libres de todo control para experimentar con sus deseos y sensaciones. Así descubrió su sexualidad: jugando a los médicos. Adrián entra en el vestidor y la película de su memoria se detiene de golpe. Pero no los estímulos que le provoca aquella bata. Con urgencia le reclama a su amante que abandonen sus planes y se pongan a jugar. Adrián no puede resistir ese tono ansioso, imperativo pero a la vez lleno de tierno deseo. Ella se quita el vestido rojo y se pone la bata, que le llega hasta las rodillas. Deja abiertos los tres botones de arriba, por donde asoman sus pechos, y los dos de abajo: cualquier movimiento de sus piernas deja ver el tanga color salmón que lleva. Le ordena a Adrián que se quite la camisa y se siente en la cama. Le pregunta si tose y le pide que saque la lengua... ella se acerca a mirarla y la coge con la suya en un beso sensual. Luego saca una estilográfica, con la capucha de metal fría y brillante como un bisturí, y frota la punta por el pecho de su amante buscando algún imaginario hematoma, mientras su lengua moja sus labios. Él posa una mano en el extremo de la bata, sobre una rodilla, justo donde queda el camino abierto hacia el tanga. Ella sigue con la auscultación, sin inmutarse. Llega al ombligo, mientras él avanza con su mano hacia el interior del muslo y goza del recorrido de la pluma. Lucía, indiferente a la mano que sube bajo la bata, le pregunta si le duele mientras palpa con sus manos el estómago. Él le dice: «No, doctora». Ella aprovecha para desabotonarle el pantalón y bajarle la cremallera del vaquero. Sus manos descienden un poco más, se introducen bajo el calzoncillo y acarician el vello púbico. Le vuelve a preguntar si le duele ahí; la única respuesta que obtiene es un suspiro. La erección es visible bajo el calzoncillo y ella recorre con la estilográfica

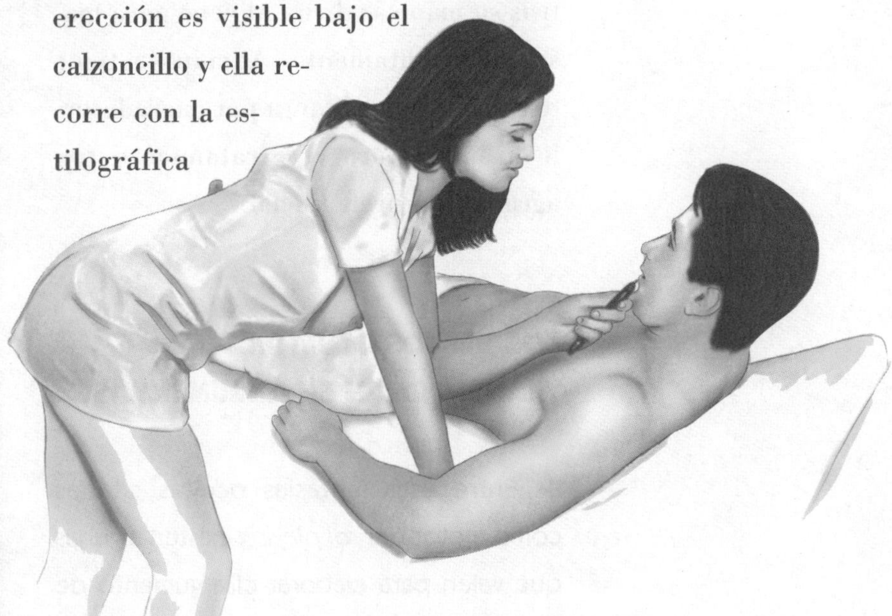

sobre la tela el tronco del miembro retenido. Él le devuelve la «tortura» y con un dedo recorre la abertura de la vulva sobre la tela del tanga. Lucía se agacha un poco y apoya la cara sobre el pecho de él para escuchar su corazón, que late a 120 pulsaciones. En esa posición lame la piel caliente de Adrián y le dice que la mejor terapia para aliviarlo será el contacto más directo con la medicina. Se abre otro botón y apoya los pechos sobre el abdomen de él, mientras su mano se dirige al pene para masajearlo lentamente. Adrián ya tiene dos dedos bajo el tanga para agradecerle a su doctora ese tratamiento tan agradable y preferencial.

LOS DESEOS OCULTOS SE TRANSFORMAN EN ARGUMENTOS

Entre esas fantasías ocultas citadas como motor del *rol playing* existen algunas que valen para elaborar el argumento de una historia.

Un ejemplo que puede ser llevado a cabo por un hombre y dos mujeres o un hombre y una mujer que desempeña varios papeles es el siguiente: en la escena, el protagonista es un hombre capturado por una reina malvada y llevado a su mazmorra para ser torturado mientras ella lo observa. Al prisionero le tapan los ojos y le atan a una mesa o a una cama. Entonces la reina le ordena a una mujer llamada *cosquilleadora francesa* que haga cosquillas sobre cada centímetro del cuerpo del prisionero. Finalmente, éste grita que le suelten y promete realizar cualquier acto sexual que la reina malvada quiera. Ella lo recompensa ordenando a una de las mujeres de su corte que le proporcione un masaje sensual con aceite aromático. Mientras la reina malvada observa, le dice exactamente qué desea. Espantado, él se niega. Ella, que se lo esperaba, le ordena a su guardiana que coja un trozo de hielo con la boca y que lo deslice lentamente por las zonas más sensibles del cuerpo del prisionero. Él se resiste. Entonces la reina ordena a su esclava predilecta que le azo-

Entre esas fantasías ocultas citadas como motor del *rol playing* existen algunas que valen para elaborar el argumento de una historia.

te las nalgas. Al final, él se rinde y accede a hacer lo que la reina le pida.

Sin embargo, las opciones y variantes para armar historias similares son casi infinitas. Tantas como las que proponga la imaginación: jugar a ser el abogado y la clienta o la maestra y el alumno, en los que se incrementa el morbo recreando las sensaciones voluptuosas y las emociones que se vivieron durante la infancia. O relaciones de poder en las que intervienen el militar, el bombero, el policía y el juego entre la prostituta y el cliente. Puede ser divertida una simulación de Drácula y su sometida o la del ingenuo/a que nunca ha tenido una experiencia sexual y espera que su amante le vaya enseñando poco a poco el lenguaje del sexo.

Las opciones y variantes para armar historias son casi infinitas. Tantas como las que proponga la imaginación; en ellas se incrementa el morbo recreando las sensaciones voluptuosas y las emociones que se vivieron durante la infancia.

Una historia clásica, que suele seducir preferentemente a las mujeres, es aquella en la que dos personas desconocidas se encuentran en algún lugar (la calle, una cafetería, un ascensor) y terminan practicando sexo. La misma idea se puede recrear a través de comunicaciones por SMS, mensajes por correo electrónico o charlas en un *chat*. La única norma es tener diálogos eróticos siempre como dos desconocidos, no hablar del tema cuando están juntos, para no romper el encanto y sumarle un punto más de morbo a la situación: simular ser infiel, pero con la propia pareja como amante. Una segunda fase de este argumento es el encuentro: si deciden verse «cara a cara» deben acordarlo por *mail, chat* o SMS; la cita no puede ser en la propia casa y cada uno deberá seguir interpretando el personaje elegido, un misterioso desconocido para su amante.

El café de aquella esquina a esa hora de un viernes era el lugar adecuado. Mesas de madera con cuatro patas rectas, a la antigua; una barra, pocos clientes. Ella entra con una falda de cuero verde con cremallera al costado y una blusa blanca. Se ha liberado de la prisión de la ropa interior y los zapatos de tacón le procuran un andar más elegante e insinuante de lo común. Recorre el salón con la mirada hasta que encuentra una mesa estraté-

gicamente colocada en un rincón, desde donde tiene la visión de otras tres mesas en fila, junto a la pared. Parece distraída escuchando música en su reproductor de MP3, pero su atención está centrada en lo que va a suceder. No han pasado dos minutos desde que se sentara y pidiera un cortado descafeinado cuando entra él. Cruzan la mirada sin un gesto ni una emoción aparentes. Son dos desconocidos. Deben serlo. El juego empieza ahora. Él se sienta en la mesa siguiente, frente a ella. Está algo tenso. Cuando se acerca el camarero, le pide una cerveza y hace un esfuerzo para no mirarla. Ella sí le clava la vista, debe conquistarlo, seducirlo. Sonríe levemente, pero su cara está plena de deseo. Abre las piernas y él fija la mirada en sus muslos. Ella abre y cierra las piernas controlando que otras miradas no interfieran en el juego. Él le responde, baja una mano y se acaricia el pene sobre el pantalón. De pronto ella deja el dinero de la consumición sobre la mesa, coge

Cruzan la mirada sin un gesto ni una emoción aparentes.

el bolso y se levanta. La última mirada fugaz es una invitación. Sus pasos se dirigen al final de la barra, hacia los lavabos. Él ya sabe lo que continúa, cuenta hasta diez y la sigue. La puerta del lavabo de mujeres está entreabierta y él entra decididamente. Ella está sentada sobre el mármol del lavabo con las piernas abiertas y la falda levantada. No se dicen una sola palabra. Él le coge la cara con ambas manos y la besa apasionadamente, le sorbe los labios y la lengua. Están tan convencidos de su papel que se tratan como dos desconocidos sedientos de sexo. Ella le responde con ansia, sus manos buscan directamente la bragueta para desabrocharla y bajarle el pantalón. No puede esperar. Él está preparado, su erección no necesita ayuda. Le levanta la camiseta, lame con ardor los pechos y mordisquea suavemente los pezones. Ella echa la cabeza hacia atrás y lanza gemidos ahogados, cierra los ojos y piensa que está en manos de un desconocido que la va a hacer gozar como nunca. Él hunde su lengua sedienta en aquella vulva enrojecida. Ella se reprime para no gritar y ser descubiertos, pero le coge la cabeza con una mano y le marca el

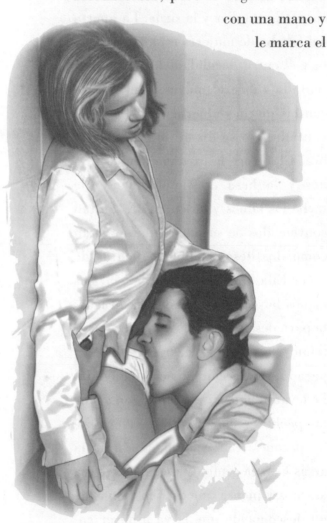

ritmo de las lamidas como si estuviera tomando un helado. De pronto lo agarra del pelo, levanta su cabeza y lo mira fijamente a los ojos, él la atrae hasta el borde del mármol y la penetra profundamente, como tantas otras veces.

SEXO A CIEGAS

Una venda que tapa los ojos es el mejor instrumento que guía hacia ese sitio reservado a la imaginación. Parece que las manos escuchan, los oídos ven, la boca palpa. Una deliciosa y excitante confusión de sensaciones abre el túnel a una nueva dimensión del placer. El pulso se acelera, la respiración se agita y la ansiedad crece a la espera de emociones fuertes; sorpresas sensuales que sólo pueden experimentarse en ese mundo tan rico, sin tiempo ni espacio, que se ilumina tras la oscuridad de los párpados cerrados. La realidad ya no se ve, se percibe como escenas fantásticas en ese nuevo universo que relanza la imaginación hacia sus confines.

El pañuelo de seda de suave textura acaricia la piel delicada; el amante lo anuda en la nuca y se hace la oscuridad absoluta. Entonces empieza el juego de las sensaciones. La situación provoca una ansiedad erótica única e intransferible. Privado de ver, está obligado a abandonarse al otro, a confiar en él. Esa desprotección se desliza hacia cierto temor sensual que se experimenta íntimamente como un reflejo de los miedos culturales más profundos.

EL TEMOR ES LA SEMILLA DEL PLACER

No siempre es necesario utilizar un elemento que tape los ojos del amante para practicar el sexo a ciegas. Basta con hacerlo en una habitación a oscuras y con los ojos cerrados. Esta opción otorga más libertad e iguala las posibilidades de acción entre los amantes. Les abre camino a la imaginación y los empuja a avanzar en una situación nueva y creativa que suele resultar emocionante.

Los miedos se encuentran en los antípodas del placer. Son inhibitorios, castradores. Sobre todo aquellos que se transmiten a través de la educación sexual represiva y que se apoyan en dos premisas: lo prohibido no puede provocar gozo, sino culpa y más miedo; todo lo que se aparta de lo convencional debe despertar desconfianza y, en consecuencia, también temor. Sin embargo, las sensaciones tensas que aparecen con esos fuertes prejuicios se pueden revertir y terminar convirtiéndose en satisfacción.

Cualquier persona que decida abandonarse al placer realiza, aunque sea inconscientemente, un ejercicio que le pide a la mente que se abra, que deje atrás la necesidad de controlar y el miedo que provoca el descontrol. Dejarse llevar por el amante, con los ojos tapados, a través del espacio de la habitación, mientras lo traslada de un sitio a otro, le susurra, lo lame y acaricia, puede ser muy satisfactorio. Incluso puede provocar un impulso para alcanzar novedosas sensaciones de relajación y excitación sexual al mismo tiempo. Justamente *tiempo* es la palabra clave. Porque el no poder ver, no saber si la luz está apagada o encendida, no tener claro el espacio que lo rodea, modifica la percepción del tiempo del amante que se presta al juego del sexo a ciegas.

La cita es en esa esquina un tanto sombría donde el centro de la ciudad empieza a desvestirse de luz. Cuando él llega cruzan miradas con brillo de intriga y deseo, pero no se besan. Ella le dice que le vendará los ojos, tal como quedaron por teléfono. Luego lo coge del brazo y lo guía despacio por aquel callejón. Cuando llegan al piso, ella lo conduce del brazo mientras lo acaricia suavemente hasta que el vello se le eriza. Cuando está junto al sofá lo ayuda a sentarse. Luego se aleja de puntillas para provocar el desconcierto de su compañero. Mientras, él respira agitado demostrando la tensión del momento, sin saber qué hacer con las manos. Algunos segundos más tarde ella le coge la mano y le pone una copa con una bebida fría que le transmite un escalofrío placentero. Siente curiosidad por saber qué es y se lo lleva a la boca: el sabor a fresas con ron le encanta. Ella aprovecha para desabrocharle lentamente la camisa. Él se deja hacer y goza de la falta de control. Ya se ha abandonado por completo y ha perdido la noción del espacio, pero le gusta. Es una sensación nueva que lo anima a seguir. Sus pies descalzos sienten el cosquilleo de la lana de la alfombra. Su pantalón está desprendido y su camisa, desabrochada. Se encuentra totalmente expuesto. Ella lo coge de la mano y le sirve de guía hasta la habitación; lo recuesta sobre la cama. Acaba de desvestirlo y lo deja sólo con unos bóxers. Él se abandona acostado sobre la suave colcha que cubre la cama. Espera una nueva sorpresa. Ella comienza a hacerle el masaje de la mariposa por todo el cuerpo ayudada con un aceite aromático. Él siente cada vez más calor, más excitación, pero enseguida recibe una descarga de frío cuando un vaso de cristal helado se apoya en su hombro. Ella domina los tiempos y la situación y él está fascinado: una evidente erección, que desborda el bóxer, demuestra su deseo. Más aún cuando ella lo sorprende con nuevas e inesperadas sensaciones: le pasa la lengua fría, tras haber lamido hielo, por las ingles, el ombligo, el cuello y las orejas. Bruscamente se separa y lo

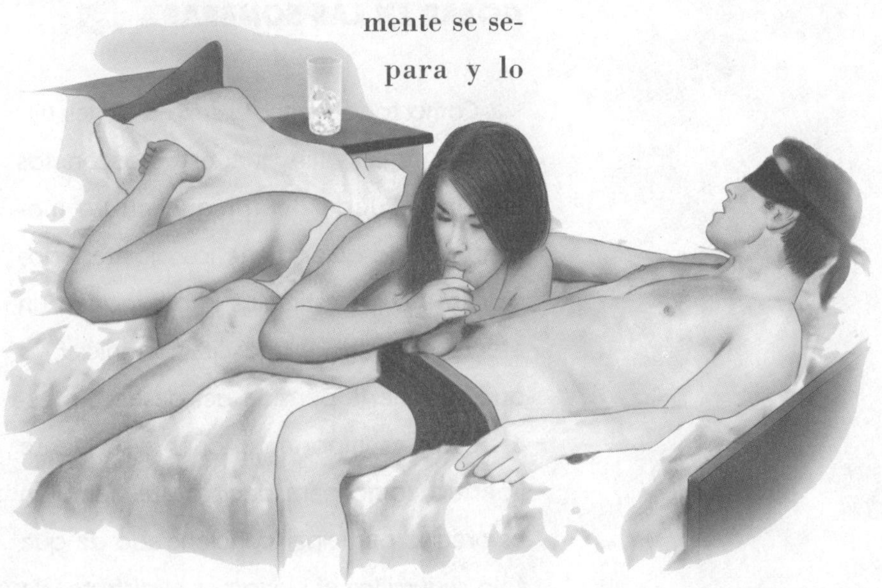

deja con la miel del deseo en los labios. Entonces sí, chupa durante unos instantes un caramelo de menta y luego, sin tocarle, dirige por sorpresa su boca hacia el glande, que aparece por encima del elástico del calzoncillo. Él siente un arrebato que lo conmueve y un ligero picor húmedo en la punta del pene que lo sumerge en un ensueño delicioso.

FRONTERAS Y LIBERTADES PARA GOZAR EN LAS SOMBRAS

Como todo juego, el sexo a ciegas tiene sus reglas: las que establezcan los amantes. Puede ocurrir que en un momento dado quien tiene los ojos tapados se canse o los estímulos le provoquen un efecto contrario a la excitación inicial, lo que supone la pérdida del deseo. En estos casos es importante tener la suficiente libertad como para decir basta. También es preciso participar concienciado de que sólo se justifica el juego por el disfrute, de modo que es preciso hablar, escuchar y actuar para alcanzarlo. Es probable que en un momento dado las sensaciones de gozo y diversión empiecen a hacerse más débiles y se pierda interés; es el aviso de que es preciso cambiar de estímulo y quitarse la venda de los ojos. Se trata de no imponer, ni imponerse nada. Si surge la necesidad de recuperar el control de la situación, hay que aceptarla. Hablar estas cuestiones antes de comenzar el juego, tal vez la primera vez, sirve para evitar cualquier tipo de tensión y disfrutar de manera más distendida, al conocer las libertades y los límites. Incluso porque, en ocasiones, no apurar hasta las últimas consecuencias en busca del clímax, del estallido, puede ser beneficioso: ayuda a prolongar el deseo. Es más, quedarse con las ganas hará que esa escena de la venda forme parte nuevamente del próximo encuentro sexual.

En los *sex*
shops y también a través de Internet se pueden comprar unas máscaras acolchadas y muy cómodas, con dos bandas elásticas suaves para sujetarlas a la cabeza, especiales para el sexo a ciegas.

Aunque suene contradictorio respecto a la sugerencia de poner límite, lo cierto es que practicar sexo a ciegas tiene su toque excitante y su aporte de adrenalina, principalmente, en la sensación de indefensión y de precariedad de quien lleva la venda. Sin embargo, para que esas percepciones estimulantes se puedan prolongar es interesante variar los estímulos cada cierto tiempo, o incluso cada vez que se practique. Desde cambiar de escenario para descubrir nuevos sonidos sugerentes, o texturas y formas que resulten estimulantes sobre las que pisar o tocar, hasta alternarse los dos amantes para experimentar la sensación de estar a merced de su compañero y en la más absoluta oscuridad. También es estimulante dar rienda suelta a la imaginación y crear situaciones donde lo más importante es lo que se oye, se toca, se saborea o se huele. Como el frío de un cubito de hielo, el calor de la cera caliente de una vela, el zumo de un trozo de fruta, el olor del sexo cerca de la cara, alfombras peludas y sedosas, plumas suaves y tersas y una infinidad de recursos que seguramente surgirán de los gustos personales.

Es importante seleccionar esas sensaciones, algunas serán más placenteras en ese momento que otras, incluso algunas pueden provocar rechazo, por eso es aconsejable comunicarlo a la pareja. Saber poner límites en un momento dado es también lo que dará la confianza para repetir el juego en otra ocasión.

Como variante se puede ensayar el cambio de los papeles: el que antes veía pasa a taparse los ojos y el otro, a llevar la iniciativa. O inician otra fase distinta de la relación en la que ambos llevan los ojos tapados... Las sensaciones son las que darán la clave de cuál es el camino del placer en cada momento.

También es estimulante dar rienda suelta a la imaginación y crear situaciones donde lo más importante es lo que se oye, se toca, se saborea o se huele.

La fiesta en casa de los amigos ha acabado pronto. Disimularon durante un par de horas el aburrimiento pero cuando salen a la calle aún es temprano y guardan muchas energías. Antes de subir al coche Pedro le advierte a Sonia que le espera una sorpresa. Acomodados ya en el interior, con el aire acondicionado refrescando las pieles calientes, él la obliga a girarse para vendarle los ojos con un pañuelo doblado que guardaba en la guantera. Ella respira hondo y se deja hacer sin decir palabra. El coche se pone en macha y Pedro se dirige a las afueras de la ciudad. Sonia sólo percibe los ruidos de la noche en la ciudad, los otros coches, silbidos lejanos, algunas carcajadas que rompen la espera en los semáforos; su atención y su sensibilidad han crecido desde que no ve nada. Y también aumentó su deseo por gozar de lo inesperado. Cada tanto él roza sus muslos desnudos con la yema de los dedos, sólo como una provocación urgente pero leve. Algunos minutos más tarde, Pedro para el coche y la invita a bajar. Le pide que se descalce. La inunda la sensación especial de la hierba fresca bajo los pies. Ella se abandona en los brazos de él —es su guía y protector— para caminar por ese parque. Pocos pasos después él la suelta y ella siente la excitación y el escalofrío de un miedo repentino que le sube la adrenalina. Se siente abandonada por un instante. Pero un segundo después Pedro la sobresalta con un abrazo especial. Agachado, sus brazos rodean las piernas de Sonia y las acarician desde las rodillas hasta los muslos, subiendo el vestido con cada toque sensual de sus manos. Ella no puede contener un fuerte suspiro que se confunde con un gemido profundo. A pesar de la venda y de su voluntaria indefensión, ella está pendiente de esas manos que le anuncian un placer inmediato. Su arrebato le permite ver con la piel, escuchar el roce de los dedos de Pedro sobre sus braguitas y sentir el olor a sexo que su húmeda vulva emite como un mensaje de aceptación y gozo.

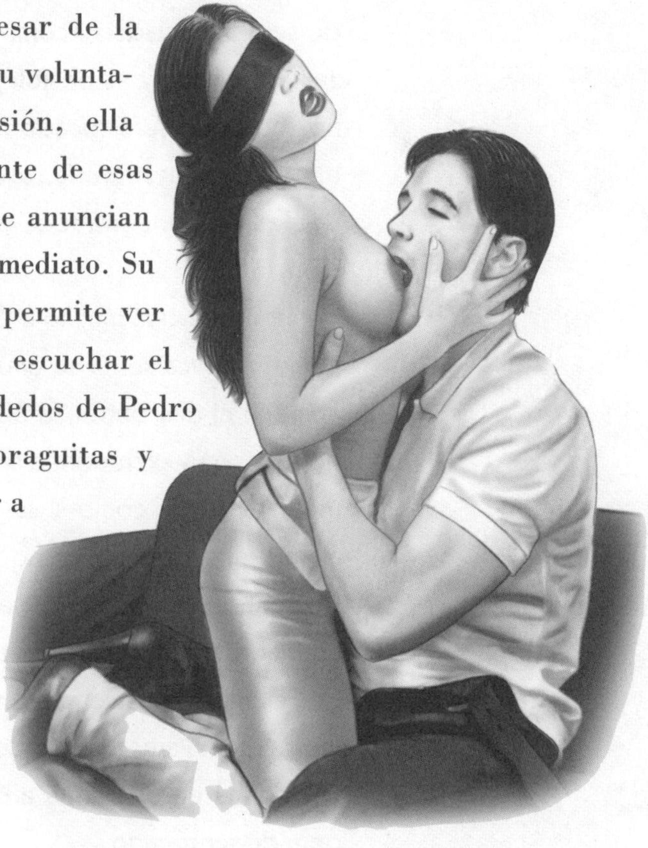

SENSACIONES QUE TRANSPORTAN A LO DESCONOCIDO

Una caricia viendo la mano que la hace es menos intensa que si se recibe sin verla. Vale la pena hacer la prueba para demostrarlo. Quien está privado de la visión ni conoce el lugar preciso donde será acariciado ni cómo se va a realizar esa caricia y es posible, incluso, que no sepa que será tocado. El tacto tiene una fuerza inesperada, todos los sentidos están concentrados en esa sensación.

La vista ayuda mucho a controlar el espacio, a ubicarse. Si se anula, de pronto aparece el descontrol, la desubicación, el no saber muy bien dónde se halla uno. Inmediatamente, como si se disparara una alarma interna en el cuerpo, los otros cuatro sentidos aumentan su sensibilidad y la atención se concentra en ellos. El tacto, por ejemplo, adquiere una fuerza erótica inesperada. Parece que todo el cuerpo se transforma en una zona erógena a la espera de ser tocado.

No ver modifica mucho la sensación de espacio de una persona; no sabe adónde le llevan, no sabe dónde se ha colocado, qué lo rodea, tampoco sabe si al hacer un movimiento se caerá de un sofá o de una silla. La desorientación es normal: la vista es uno de los sentidos que ayuda más a ubicarse y a controlar la situación, de modo que si se anula fuerza a los otros cuatro a captar los estímulos más intensamente. Una palabra susurrada al oído de una persona que tiene los ojos tapados provoca una sensación mucho más intensa de lo común. La vibración de las palabras no se concentra en el oído, sus ondas se propagan a través de la piel, de la columna vertebral y llegan hasta el pubis.

Todo el cuerpo se abre a estas emociones exacerbadas y las vive de una manera más sensible. Asimismo se reemplazan los cánones estéticos visuales por formas, sonidos o aromas. Se aprende de nuevo a gozar del cuerpo como una fuente de sensaciones olfativas y táctiles. Se trata de una experiencia más natural y vital que nace de nuestros orígenes más primi-

Una palabra susurrada al oído de una persona que tiene los ojos tapados provoca una sensación mucho más intensa de lo común.

Para el juego sexual consistente en echar gotas de cera caliente sobre la piel es aconsejable el uso de velas de parafina, pero sin pinturas metálicas ni cera de abejas, ya que estos productos aumentan la temperatura. También es recomendable no verter cera sobre zonas con vello, a menos que se pretenda depilar.

tivos y básicos, sin prejuicios estéticos que lo condicionen.

Un juego muy divertido y estimulante en el sexo a ciegas es utilizar elementos sorprendentes y desconocidos para quien tiene los ojos tapados. Él no sabe que están ahí, de pronto los toca con sus manos o los siente sobre su piel provocándole un estímulo. Por ejemplo, cuando le pasan por su piel ardiente de deseo un frío vaso o lo rozan voluptuosamente con una pluma o unas afelpadas pelotas de tenis. También una materia algo viscosa y densa como una gelatina o un gel puede provocar una impresión repentina, igual que acercar una vela aromática y dejar caer las gotas calientes sobre la piel.

La combinación de texturas también resulta interesante, ya que la sensación de desconcierto —ignora si lo que le harán es agradable o desagradable— es muy excitante.

Es una tarde calurosa de verano. Sólo una brisa hace el ambiente apacible. Ernesto y Elvira se han acostado a

dormir la siesta. Ella sólo lleva un tanga; él, nada. Una etérea sábana de algodón cubre sus cuerpos. No duermen. El calor del ambiente y el de sus cuerpos excitados les ha quitado el sueño. Comienzan a juguetear como cachorros. De pronto el juego se vuelve más sensual. El calor humedece sus pieles y hace más lentos y voluptuosos los movimientos. Ernesto se levanta y le pide que no lo siga. Regresa con un pañuelo negro doblado y se lo coloca a Elvira en los ojos. Ella lo deja hacer. Se aleja unos segundos y la contempla; se acerca muy suavemente a su cuello y sin tocarla la roza con su respiración. Elvira siente ese aire cálido que primero se concentra en su cuello y su oído y luego desciende por su pecho hasta el ombligo. Está callada y atenta, su vulva comienza a humedecerse. Ernesto se entretiene en besar sus pechos al tiempo que acaricia, lame y mordisquea los pezones hasta que éstos están erectos. Luego sube al cuello pasando su lengua por la piel ardiente hasta meter su húmeda lengua en la oreja con movimientos circulares que llevan a Elvira a gemir de placer. Entonces él se separa unos instantes que a ella le parecen interminables para sorprenderla con la caricia de su pene —tenso por la excitación— recorriendo su piel; Elvira le pide que no deje de acariciarla y se lleva las manos al clítoris. Ernesto se las retira suavemente y le susurra al oído que se abandone al placer. Recorre de nuevo su cuerpo con la lengua, vuelve a chuparle los senos, baja hasta el ombligo —donde se detiene jugando con la lengua y los dedos— y finalmente llega al pubis. Muy lentamente acaricia y lame las ingles, juguetea con el rizado vello, se acerca y se aleja del clítoris mientras ella abre poco a poco las piernas en busca de esa lengua húmeda y caliente...

LOS SECRETOS SENSUALES DE LA OSCURIDAD

La sorpresa es el factor clave. Sumar a la relación elementos nuevos para provocar nuevos efectos relanza el juego a ciegas, le da un perfil distinto, creativo y muy motivador. Según las sensaciones que se quieran provocar en el amante —buscando la reacción excitante ante lo inesperado—, se puede agregar pañuelos de seda para recorrer zonas erógenas; uñas largas de plástico para rozar voluptuosamente la piel y provocar un cosquilleo excitante; sogas ásperas que apenas rozan pero sensibilizan la piel; vibradores y consoladores que recorren la piel estratégicamente... Aunque más allá de los elementos utilizados, también la ejecución tiene su particular importancia: un roce más fuerte o más débil, más breve o más sostenido, más suave o más áspero cambiará la percepción del amante que no ve. La misma importancia tiene la combinación del elemento con la porción de piel que se elige: aquí entra en acción el conocimiento de

Afeitarle los genitales al amante que tiene los ojos tapados es una sensación diferente y muy estimulante. Hay que practicar el rasurado enjabonando primero la zona con crema de afeitar y luego ayudarse con la otra mano para estirar la piel a fin de evitar los cortes en el pubis, el pene o el escroto, y si la depilada es ella, en el pubis y los labios mayores.

Utilizar juguetes eróticos como dildos, bolas chinas o tailandesas, aceites aromáticos o vibradores enriquece el sexo a ciegas porque son estímulos que se perciben con una mayor sensibilidad, especialmente si son inesperados.

las zonas erógenas del amante, algo así como sus «puntos débiles», que harán multiplicar el goce ante el contacto.

Es preciso tomar conciencia de que es un juego con variantes, de modo que las metas y propuestas pueden alcanzarse después de varias sesiones, sin pretender despertar todas las sensaciones en un solo encuentro de sexo a ciegas.

Sin embargo, preparar variantes siempre es positivo para que no se apague la emoción. Entre esos recursos está reflotar los olvidados juegos de niños donde taparse los ojos era una obligación: la gallinita ciega, ponerle la cola al cerdito o el escondite. O algo más sofisticado: sacarse fotos o grabarse en vídeo durante el juego es también una sensación peculiar para el que no ve. El estímulo de saber qué está sucediendo porque los sonidos se lo descubren o porque el amante le va diciendo qué está grabando, sin que pueda verlo, resulta intrigante... Luego ambos podrán ver el vídeo y recrearán en otro encuentro las sensaciones junto a la imagen de lo que no pudieron ver.

Rosa le propone a Daniel que esa noche jueguen a la gallinita ciega, como aquellos veranos en el cobertizo de la casa de sus abuelos. Su memoria de pequeña le recordaba, no sin placer, aquellos tocamientos iniciales en los que fue descubriendo el sexo sin saberlo.

Él acepta y ella le tapa los ojos con un pañuelo, baja la intensidad de las lámparas para que la casa quede en penumbras, lo hace girar para desorientarlo y se aleja. Daniel, mareado y en la silenciosa oscuridad del cuarto, empieza a buscarla despacio y con precaución, con cierta torpeza. Ella está pegada a una de las paredes, totalmente desnuda, sólo la delata la fuerte respiración que le agita el pecho y el olor a sexo con que la excitación de su vulva empieza a llenar el ambiente. Rosa no puede esperar a que él llegue y se acaricia el cuerpo; los brazos, el abdomen, los pechos, luego las piernas, su pasión crece al verlo a él indefenso y a tientas buscándola con deseo. Él está atento a cualquier ruido para orientarse, mientras la llama en voz alta y le dice cómo lamerá y comerá cada parte de su cuerpo cuando la encuentre. De pronto estira una mano y roza lo que parece un pezón. Se abalanza, pero ella ya no está. Lo mira sonriente desde un costado y en silen-

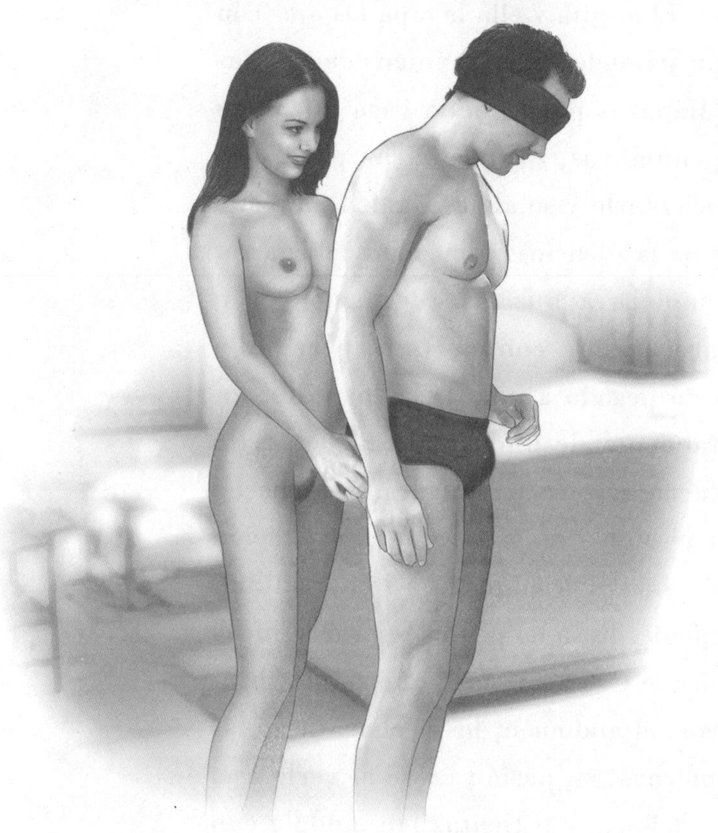

cio. Rosa pone música suave y él reacciona ante el sonido, dirigiéndose hacia allí, pero ella vuelve a desaparecer. En un instante de silencio, en el que sólo escucha cómo su sangre excitada golpea su corazón, parece oír la respiración de ella. Entonces cambia de rumbo rápidamente: estira sus brazos para dar con el cuerpo desnudo y ansiado. Rosa se gira y él le alcanza las nalgas, las reconoce y las aprieta. Ella no escapa, el deseo la puede, y se apoya contra la pared. Él se aprieta contra su cuerpo desnudo y empieza a lamer la espalda y los hombros de ella, siempre con la venda puesta. Pero ya no necesita ver, reconoce de memoria, milímetro a milímetro, la geografía de ese cuerpo y piensa explorarla desde las sombras...

EL QUE MANDA ES EL PLACER

El poder excita. Una corriente de energía euforizante recorre el cuerpo cuando se siente supremacía sobre los otros, y los otros obedecen. Una leve ansiedad se apodera del cuerpo, la sangre corre más veloz, el oxígeno infla más rápido los pulmones. La mente se acelera, se obnubila y cierto vértigo confuso, como si levitara para controlar el mundo desde lo alto, la precipita irrefrenablemente hacia un dulce autoritarismo. Los efectos del poder crecen y transmiten sensaciones cada vez más claras: ese estado de alerta y de dominio poderoso es tentadoramente sensual. Cada vez se reconoce más en el cosquilleo que anuncia el placer sexual. Las órdenes repercuten en el epicentro del sexo y lo hacen vibrar como si la mano invisible del poder lo estuviera masturbando.

La otra cara de la misma realidad: el obediente. Subordinado al poder, siente que abandonarse a la autoridad del amante le provoca liberación y seguridad. Se siente protegido y obedece. Pero también goza. El sumiso encuentra que el cuerpo le rebosa de placer; que su sexo se excita cuando asume la dependencia como una fascinación por el poder que ejerce su dominador omnipotente. Sus sensaciones son agradables: se ofrece, se somete y le brinda satisfacción; aumenta los latidos de su deseo. Descubre que obedecer huele a sexo.

ÓRDENES Y SUBORDINACIÓN CON LÍMITES

Mandar y obedecer son caras de la misma moneda: la necesidad de sentirse seguro. Hay personas que precisan tener el control y que los otros le obedezcan, sin cuestionamientos ni dudas. Necesitan acatamiento ciego. Forma parte de su comportamiento. De esta manera se sienten seguros. Los obedientes persiguen lo mismo, pero su motivación es opuesta: liberan endorfinas cuando se someten y se hallan bajo el manto protector de una autoridad. Estas conductas se reproducen en las relaciones de los amantes de forma natural y espontánea, sin que eso signifique necesariamente humillaciones o sumisiones deliberadas, ni dominios enérgicos o forzados. Simplemente se trata de un encuentro de personalidades complementarias o la búsqueda de la mejor conjunción dentro de la relación a la hora de adoptar cada uno el papel que le resulta más propio a su temperamento. Estas situaciones, a veces, provocan que los compañeros sexuales den un paso más en la relación. Cuando comprueban que aquellos momentos les proporcionan satisfacciones a los dos, entonces van más allá: ¿por qué no jugar a que el que domina lo haga al cien por cien y el que obedece se someta a su potestad absoluta? Ahí empieza el juego. Y se desencadenan fantasías muy estimulantes apenas ambos escogen sus papeles de dominador y sometido. Algunas personas no se deciden a poner en marcha este juego; las frenan barreras de temor a recibir algún posible daño o a vivir situaciones poco agradables. Para vencer esos miedos es necesario poner límites previamente a la acción. Así se evitará cualquier riesgo físico o cualquier golpe emocional indeseado. Sobre todo cuando el juego de dominación-sumisión va ligado a situaciones buscadas de agresividad verbal (insultos y amenazas simuladas), *bondage* o castigos físicos (bo-

Cuando un dominante y un sumiso inician una relación es frecuente que desconozcan los gustos y los límites de uno y otro. Se hace difícil entonces elegir los juegos que pueden practicar. Para solucionar este problema se han creado las *playlist:* se trata de una lista de juegos que debe hacer el sumiso para que el dominante conozca sus preferencias y límites y pueda decidir de acuerdo con ellos.

Para vencer los miedos es necesario poner límites previamente a la acción.

fetadas, pellizcos, fustazos, etc.) controlados y efectistas.

Fundamentalmente en estos casos, es preciso poner límites claros aceptados por ambos miembros de la pareja; incluso establecer palabras clave (llaves de seguridad), cuya sola mención por parte del sumiso desactivan inmediatamente el juego.

Hoy le toca a Cristina. Ambos están desnudos en la cama. Ella controla el juego. De pronto cambia su dulzura natural e interpreta el papel de dómina rigurosa, como si fuese una actriz profesional. Ramiro se relaja y transforma su fuerte personalidad en la de un perrito faldero, fiel y obediente. Está dispuesto a obedecer todas las órdenes de su ama y amante. Ella se arrodilla y le ordena con voz sensual y firme que ponga las manos detrás de su espalda y que se arrodille para quedar frente a frente. Tras unos segundos de tensión, le dice que le lama el pecho y baje hasta el ombligo, sin tocar sus pezones. Ramiro, sumiso, acata el mandato y goza cumpliéndolo. Su lengua se demora en el ombligo y luego sube hasta el cuello. Después ella le ordena que repte por debajo del puente que forman sus piernas, roce con su boca los labios de la vulva y recorra el canal de sus nalgas sin usar las manos, si no será castigado. Él cumple la orden como mejor puede y Cristina deja escapar un gemido cuando siente el roce de la lengua en su vulva. De pronto, le hace comentarios despectivos que a él le suben la pasión. Le pregunta, burlona, cómo un esclavo consigue semejante erección y si siempre lo logra sin tocársela. Ramiro agacha la cabeza y contesta: «Sí, ama». Ella le permite liberar las manos que tiene atadas a la espalda y le ordena que se siente en la cama y empiece a tocarse frente a ella, mirándola todo el tiempo. Mientras él se masturba, sometiéndose a los deseos de ella, Cristina lo provoca tocándose los pezones, metiéndose un dedo en la boca y luego jugando con su vulva. Cuando él se acelera por la excitación

Está dispuesto a obedecer todas las órdenes de su ama y amante.

le dice que no debe aumentar la velocidad de su mano sobre el pene, ni pensar siquiera en eyacular. Él siente que no podrá resistir mucho más. Ella lo mira a los ojos, se acerca y respira a pocos centímetros del miembro, sin tocarlo, pero echándole el aliento. Es una dulce tortura. Cuando él está agitado y a punto del estallido, le ordena que se detenga y se estire en la cama. Cristina se pone de espaldas a él y se arrodilla sobre el pene. Su vagina húmeda no tarda nada en devorarlo. Ella se deja caer levemente hacia atrás, sus manos se apoyan en los brazos de él, que descansan sobre la cama, y lo cabalga con vehemencia

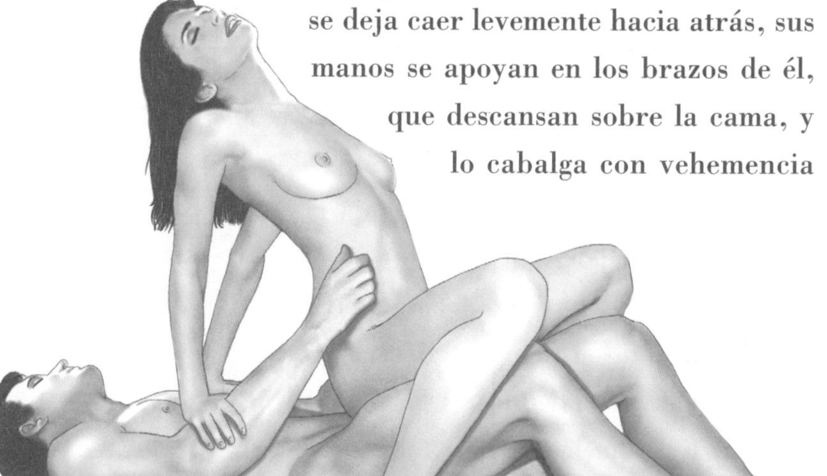

mientras le recuerda que sigue en pie la orden de no eyacular hasta que ella se lo mande.

PARA LOS QUE MANDAN, PARA LOS QUE OBEDECEN...

Dominar y ser dominado resulta un juego eficaz para romper la rutina de una pareja estable o para sumarle vivacidad a las relaciones de amantes que no tienen muy definidos los papeles de quién manda y quién obedece en la cama. Esta posibilidad, abierta al intercambio de papeles o a la variación de los mismos, puede resultar muy estimulante tanto a las personas que no están acostumbradas a mandar o a asumir la iniciativa como a las que lo hacen habitualmente. El juego dominación-sumisión se convierte en una fórmula no forzada para aprender a desenvolverse en situaciones en las que hay que tomar decisiones y hacerlas cumplir, aunque en este caso sólo sea un juego placentero.

Si para complementar el juego de dominación y hacerlo más real se usan mordazas es conveniente no utilizar la cinta adhesiva o de embalar para tapar la boca de la pareja. Al quitarla provoca dolor y deja la piel muy irritada.

En el otro extremo, para el que imparte órdenes por carácter o por estatus profesional, también es un juego válido. Se trata de personas que asumen mucha responsabilidad en su vida laboral y cotidiana. Con frecuencia llegan a cansarse de ejercer el poder permanentemente, de la carga que significa tomar decisiones de manera constante y, posteriormente, de trasladar esa misma conducta a su intimidad y ponerla en práctica en las relaciones sexuales. La similitud de actitudes entre la vida profesional y la sexual no resulta, en ocasiones, adecuada para incentivar la motivación, el deseo. De modo que asumir un papel inverso, sin responsabilidades, cediendo y confiando en la pareja, delegando la toma de cualquier decisión en el sexo, por ínfima que ésta sea, provoca una descarga de las emociones negativas y deja espacio para la libido. Esa persona que asume una actitud pasiva y sumisa se siente con libertad para abandonarse y gozar, en lugar de estar oprimido por la obligación de dar placer.

Desde hace algunos años grandes corporaciones japonesas han puesto en marcha programas de descompresión psicológica para sus ejecutivos altos y medios. Se llevan a cabo a través de juegos sexuales de sumisión que les permiten liberarse de la presión semanal que genera la toma de innumerables decisiones importantes cada día, con una asiduidad tal que impide la recuperación mental y provoca frecuentes cuadros de estrés.

Las referencias culturales tienen mucha influencia en las decisiones del juego. Según los grados de libertad o inhibición sexual de los amantes, los papeles que hay que desempeñar se pueden intercambiar para modificar los estímulos y hacerlos más eficaces. Algunas pautas han cambiado para favorecer esa flexibilidad en el juego sexual. Aunque el típico rol masculino de potestad sobre la mujer va cayendo en desuso, todavía se conservan muchos valores de dominación masculina. Cuando esa pauta se revierte, el estímulo de la nueva situación acaba provocándole gran placer al hombre. Por esta razón muchos

Muy popular en el Reino Unido, la técnica del *coupage* consiste en que uno de los amantes se ponga a cuatro patas sobre el suelo y el otro monte sobre su espalda. El sometido lleva unas riendas unidas a un freno en la boca. Mientras camina con su «jinete» a cuestas, el que hace de caballo debe cuidar los movimientos ya que la columna vertebral no está preparada para soportar demasiado peso, y menos aún en esa posición.

gozan más cuando son las mujeres las que asumen el papel dominante en las relaciones sexuales. El hombre se excita dejándose llevar, justamente porque le resulta novedosa la sensación de no tener el control (cuando fue educado para eso). Por ello renunciar al poder para cedérselo a la mujer le resulta muy erótico. Cada vez son más los hombres que descubren las amplias posibilidades de disfrute sexual si son capaces de vencer las barreras culturales impuestas por los hábitos tradicionales.

En cambio, cuando existe un equilibrio —es decir, cuando en las relaciones personales y sexuales no están definidos absolutamente los papeles de dominador y dominado, o éstos se alternan según las circunstancias y los estados de ánimo—, el juego adquiere otra variante: la dominación comienza con una lucha entre los dos, a ver quién vence. Se empujan, se agarran, se hacen cosquillas, se traban... El ganador impone sus condiciones, ejerce el dominio y establece qué deberá hacer su compañero sexual, sometido a sus deseos.

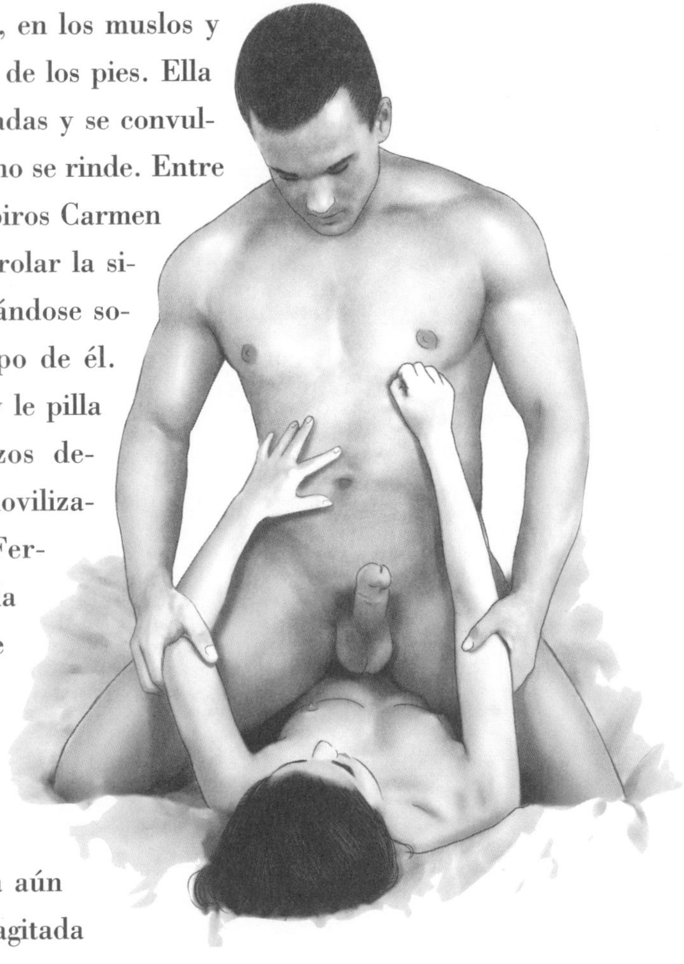

Juegan como dos cachorros. Desnudos en la cama, Carmen trata de apresarle la cabeza para bajársela hasta que su cara se aplaste contra las sábanas; Fernando contraataca haciéndole cosquillas debajo de los brazos, en los costados, en los muslos y en la planta de los pies. Ella ríe a carcajadas y se convulsiona, pero no se rinde. Entre gritos y suspiros Carmen intenta controlar la situación echándose sobre el cuerpo de él. Él la evita y le pilla ambos brazos dejándola inmovilizada. Gana Fernando. Y ella sabe lo que eso significa: tiene que hacer lo que él quiera. Ella aún permanece agitada por el juego previo y está ansiosa por lo que vendrá. Él se recupera y se toma su tiempo para pensar. Pocos segundos más tarde le dice que desea que ella sea una perrita dócil y le explica que deberá ponerse a cuatro patas y caminar gateando por la cama hasta llegar a uno de los extremos y luego chuparle uno a uno los dedos y las plantas de los pies. Luego, cuando él se lo pide, se arrastrará por la cama hasta llegar a la altura del pene y le lamerá el escroto y el miembro como si fuera un helado de chocolate. Cuando se siente muy excitado, Fernando la coge y, tomándola por las muñecas, la acuesta sobre la espalda y se pone encima de ella a horcajadas. Ella se siente inmovilizada, los brazos y las piernas le impiden hacer ningún movimiento, no puede moverse, sólo puede esperar. El juego acaba de empezar...

AMANTES DE DOMINIO PÚBLICO

El juego dominación-sumisión se nutre de palabras, actitudes o elementos y cada uno de ellos ofrece un abanico de distintas posibilidades para crear situaciones diferentes y variadas. Es evidente que estas propuestas sólo se entienden en clave lúdica y dentro de un contexto determinado y consentido que le quita a las palabras y las actitudes el sentido y el poder agresivo que tienen en relaciones reales.

La supremacía se demuestra, a veces, a través de las palabras. Influyen desde el tono de la voz hasta el tipo de palabras empleadas: insultos (zorra, puta, gilipollas, imbécil); vocablos humillantes (cobarde, basura); tonos imperativos y bruscos («arrodíllate y lámeme la mano»), frases amenazantes («el castigo será frotar el suelo con las nalgas»). La fuerza que tienen las palabras, su significado y la intensidad o el tono (burlón, imperativo, enérgico) suelen disparar por sí solas la excitación de quien las pronuncia y de quien las recibe.

Una de las fantasías más frecuentes de las mujeres en los juegos de dominación-sumisión es la violación. Teatralizar esa ficción para que pueda llevarse a cabo está en la antípoda de la realidad y carece de sus connotaciones negativas. Ambos disfrutan. Simplemente, ella se excita dejando hacer al hombre que la domina y él, «forzándola» a hacerlo.

Cuando a las palabras se suman las actitudes se toman decisiones, por ejemplo, de trasladar el juego a sitios públicos. La relación dominante-sumiso continúa en las mismas condiciones con un hecho adicional importante: ya no se limita a la privacidad, sino que se traslada a un escenario público en el que se desarrolla la acción delante de desconocidos que ignoran los códigos de la relación. Esto supone un paso más en los niveles de excitación perseguidos por los amantes. Sube la adrenalina y las cotas de placer también se disparan. Este aspecto atractivo del juego se puede dar mediante las palabras, mediante órdenes concretas. Por ejemplo: en un restaurante ordenarle al sumiso que se deslice por la silla y que alcance la entrepierna del dominante porque le apetece que le masturbe con el pie por debajo de la mesa. O que la sumisa meta su mano en el escote para tocarse los pechos en medio de una tienda. O mandarle al sumiso que no lleve slip y que salga de paseo con su ama; ya en la calle, ordenarle que meta la mano en el bolsillo del pantalón, agarre su pene y lo mueva al ritmo que le mande su dominadora.

Pero a las palabras y las actitudes también pueden sumarse elementos que ayudan a la representación de escenas concretas, donde los papeles de dominante y sumiso quedan de manifiesto. El uso de mordazas para privar de la palabra al dominado y dejarle claro que su voz no tiene importancia. O el uso de riendas y frenos para jugar a montar a caballo. O máscaras, capuchas u otros elementos que en ocasiones hacen que la situación, previamente consentida, caiga en la humillación del sumiso. No necesariamente del estado de subordinación debe pasarse al de la humillación, pero a veces ese paso se busca como un nuevo registro del placer.

Pero a las palabras y las actitudes también pueden sumarse elementos que ayudan a la representación de escenas concretas, donde los papeles de dominante y sumiso quedan de manifiesto.

Marta anhelaba encontrar un amante que fuese capaz de hacerle sentir sensaciones nuevas. Su fantasía más recurrente era que un compañero del trabajo que a ella le gustaba le regalaba un vibrador con mando a distancia y él se quedaba con el mando. En sus

Su fantasía más recurrente era que un compañero del trabajo que a ella le gustaba le regalaba un vibrador con mando a distancia y él se quedaba con el mando.

sueños húmedos la sensación de ser dominada la encendía, pero hasta ese momento en sus relaciones no había podido incorporar nuevos juegos. Hasta que un día conoció a Tomás. Rápidamente la comunicación sexual entre ellos fue perfecta. Tomás le contó sus fantasías más íntimas y Marta descubrió que eran muy parecidas a las suyas; ambos disfrutaban con los juegos de dominación y sumisión. Empezaron a hacerlo en la intimidad, gozaban mucho intercambiando el papel de dominante y sumiso hasta que un día él le propuso que hicieran realidad la fantasía de Marta. Fueron a un *sex shop* y compraron un vibrador con mando a distancia. Marta sentía tanta ansiedad que quiso probarlo ese mismo día, pero él prefirió hacerla esperar y la citó para el día siguiente en su piso. Cuando Marta llegó y se acercó para besarlo, Tomás la apartó y le dijo que las reglas las ponía él. Salieron, ella caminó por la acera, llevando el vibrador en la vagina; detrás iba Tomás con el mando. La orden era que ella debía mantener la distancia suficiente como para que no pareciera que estaban juntos y al mismo tiempo él pudiera ver con claridad el efecto que producía en ella con el mando a distancia. Dominaba completamente la situación activándolo y haciéndole sentir placer cuando él lo deseaba, y eso le despertó todos los sentidos. Ella gozó hasta límites insospechados porque se combinaban la sensación de no controlar la situación con los estremecimientos eróticos que recibía en su vagina y el tener que controlarse, ya que estaba en la calle y no podía dejarse llevar por las sensaciones. Mientras disfrutaba pensaba en el momento en que fuese Tomás quien la penetrase en lugar del vibrador...

OBJETOS DEL DESEO

Entre Julia Roberts y un zapato, el fetichista elige el «zapato»; esta frase, más que una definición, es una sentencia certera del psicólogo Moisés Lemlij. Porque en el fetichismo prevalece el deseo por un objeto sobre la persona que lo lleva. Esa ensoñación que se crea a través de la observación del objeto aumenta enormemente la intensidad del apetito sexual. Una simple media, por ejemplo, se convierte para el fetichista en un elemento de culto que lo eleva a un estado de éxtasis. Se aísla de su entorno, pierde, momentáneamente, la conciencia de la realidad que lo rodea y sólo tiene ojos para aquel fetiche que le provoca una atracción ilimitada. Si bien la obsesión sexual por los objetos es tomada como una parafilia, lo cierto es que los comportamientos fetichistas son moneda corriente para muchas personas sin que se conviertan en obsesión.

Tradicionalmente, el fetichismo se asocia siempre con el deseo masculino, puesto que todavía existe una barrera social que no acepta que las mujeres disfruten con cualquier otra práctica que no sea el coito convencional.

Fetiche proviene de la palabra portuguesa *feitiço,* relacionada con encantamientos, con magia y, desde luego, con objetos a los que se les atribuye cierto poder para conseguir determinados fines. Sin embargo, el origen más profundo probablemente haya que buscarlo en África. Muchas etnias y clanes politeístas disponían de pequeños dioses propios, igual que los animistas. Esas deidades estaban simbolizadas por objetos o figuras creadas con diferentes materiales, desde grandes tótems a pequeños amuletos. Y muchos de ellos estaban relacionados con el sexo como reclamo de fertilidad.

Desde aquella antigua magia a la pasión de los objetos sexuales se abren nuevas posibilidades.

UNA LARGA VÍA HACIA EL ANHELO

Un bolígrafo, una camisa o una carta pueden ejercer como objetos fetiche. Se observa a diario en la conducta cabalística de algunas personas. Mucha gente necesita impulsos mágicos para superar la debilidad de carácter, los momentos anímicos bajos o las inseguridades propias de su personalidad. Si van a buscar trabajo, se encomiendan a aquel bolígrafo «de la suerte»; si van a ver a su equipo de fútbol, se ponen la misma camisa que el domingo anterior les dio suerte y si deben hacer un examen, la fortuna es convocada mediante aquel vestido o aquellos zapatos. Le otorgan valores y propiedades especiales a cosas inanimadas, que pasan a tener un significado fundamental en momentos especiales de su vida.

El sexo brinda instantes muy especiales y también muchos fetiches que provocan deseos con diferentes intensidades. El objeto elegido transmite protección, infunde seguridad a la persona, de modo que nunca podría ser una tarántula o un escorpión, por ejemplo, cuyas connotaciones negativas son evidentes.

Las variantes de objetos del deseo se inscriben en dos áreas: partes del cuerpo u objetos inanimados. Entre los primeros, la fijación pasional se centra en los pechos, las nalgas, los pies o el ombligo, entre otros. Mientras que a la hora de elegir fetiche entre los inanimados, éstos pueden ser innumerables; aunque con mayor frecuencia se escogen zapatos, ropa de cuero o de piel, bragas, sostenes, bóxers o corbatas, entre otros muchos. No suele ser casual la elección del objeto que des-

En una sociedad que juzga con rigor los comportamientos sexuales que se salen de las normas preestablecidas, muchos hombres y mujeres no se atreven a desvelar sus conductas fetichistas a sus propias parejas estables. Para satisfacer sus deseos sobre algunos objetos o fantasías recurren a relaciones esporádicas.

El sexo brinda instantes muy especiales y también muchos fetiches que provocan deseos con diferentes intensidades.

pierta semejante pasión incontenible. Se debe a un condicionamiento o a una conducta aprendida en dos de las etapas en las que un niño tiene mayores impulsos sexuales: entre la primera infancia y la edad preescolar y, luego, durante la pubertad. En esas fases del desarrollo ocurre algo que queda registrado en la mente y que afectará más tarde al comportamiento sexual del adulto.

El camino para que un objeto se convierta en fetiche se forma con el tiempo en la mente del adolescente, que identifica unos zapatos o determinada lencería, por ejemplo, con un mensaje de afecto y de protección de su madre o de una mujer del entorno familiar próxima a él, cerca del cual se siente animado, seguro, protegido y excitado. Durante este proceso inconsciente se va cultivando ese reclamo interior que reconoce esos objetos con un mensaje de sensualidad y erotismo. Así que determinadas cosas, como por ejemplo un calzoncillo, empiezan a ser relacionadas con la libido, de manera que la persona crea una predilección, una afinidad muy singular hacia un objeto determinado, que con el tiempo será el objeto del deseo.

Arrastrando su pequeña maleta por la zona comercial del aeropuerto llega hasta la tienda especializada en ropa masculina y se dirige a la sección de ropa interior. Verónica es azafata y conoce esa estación aérea como si fuera su propia casa. Camina con paso seguro, sabe lo que busca. Recorre los estantes y escoge un par de bóxers de algodón: unos violetas y otros negros; luego elige unos slips con dibujos infantiles y otros con una inscripción divertida en la parte delantera. Sólo tenerlos en las manos la excita. Los recuerdos del último encuentro con Alberto en su piso le traen imágenes que quiere repetir. Paga y sale rápido a coger un taxi rumbo a la casa de su amante. Durante el trayecto lo llama por el móvil para avisarle de que tiene «la mercancía» y que se vaya preparando; sólo de pensarlo le late la vagina. Algunos minutos más tarde entra en la casa de Alberto. Él la recibe en albornoz, ya que ha salido de la ducha hace unos instantes. Verónica se sienta en el sofá y le pregunta si está preparado. En el ambiente se respira cierta tensión erótica. Ella controla su pasión y con voz sensual le dice que se quite el albornoz. Alberto se queda con un bóxer blanco con pequeñas rayas azules. Pone música suave de cuerdas y comienza a moverse voluptuosamente sobre la alfombra de la sala siguiendo el ritmo. De pronto se detiene ante la mirada lujuriosa de Verónica, se quita el bóxer y se lo tira a la cara. Su mirada se ilumina, los toma entre sus manos y se los pasa por la cara; luego hunde su nariz en ellos y los huele. Instantes después saca los slips de la bolsa y se los arroja a Alberto para que inicie un nuevo pase. Él juega con la coreografía. Éstos le quedan muy ajustados, su pene hinchado se marca bajo el slip, con su mano frota suavemente sobre el tejido mientras ella se acaricia los senos con el bóxer. Tras unos movimientos sensuales, él se vuelve a quitar el slip y ella, al verlo, lanza un suspiro profundo. En pocos segundos tiene otro trofeo que huele y lame con fruición, humedeciendo cada trozo de la tela. Antes de pasarle una nueva prenda a Alberto, entreabre las piernas y se pasa por ellas el nuevo bóxer, deteniéndose unos minutos en el clítoris para acariciarlo con ellos. Luego se los arroja y

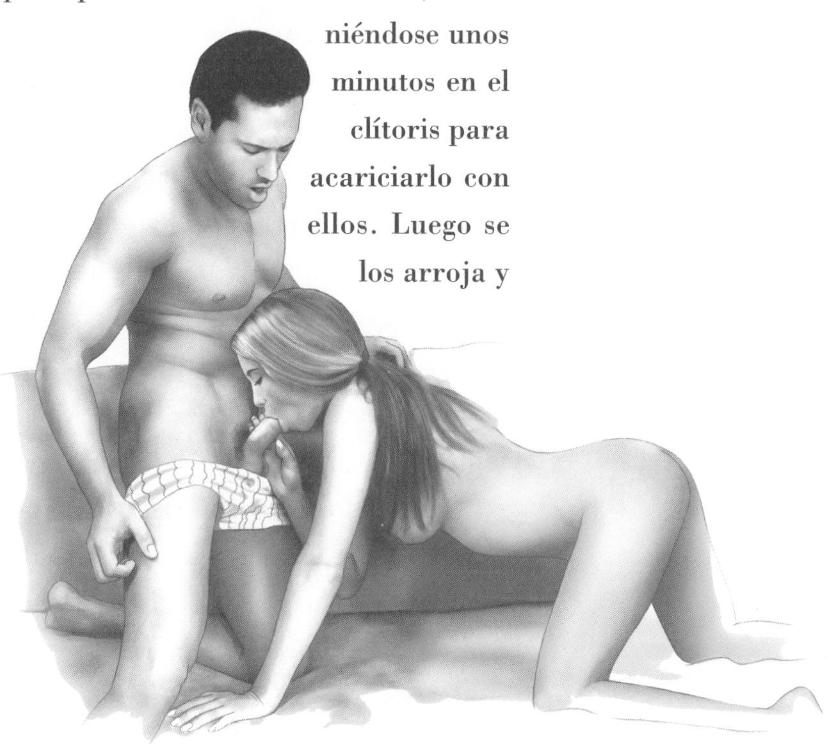

él se prepara para exhibirse de nuevo ante ella. Mientras, Verónica juega con las prendas sobre su cuerpo, que se encuentra al borde del orgasmo.

LAS ATUENDOS QUE HACEN GOZAR

Los fetiches dependen de cada persona y la lista puede ser muy extensa, sin embargo, existen una serie de objetos que se repiten en el deseo colectivo. En algunos casos no es ni siquiera el objeto en sí, sino el material del que está compuesto lo que despierta una atracción irrenunciable. Intervienen entonces los sentidos del tacto y del olfato, ya que la excitación se eleva al acariciar una textura determinada o al oler su aroma característico.

Los zapatos de tacón de aguja están asociados con una imagen tradicional del erotismo sofisticado. No obstante, los zapatos en general resultan un reclamo fetichista muy común. Se dice que la atracción por los zapatos tiene antecedentes en la más temprana edad: los niños, cuando gatean, tienen fijados los zapatos de la madre o el padre, que son quienes los levantan del suelo o juegan con ellos. El zapato, entonces, aparece como un elemento vinculado al cuidado y a la protección. Más tarde, cuando reaparecen esas sensaciones en el adulto, el calzado fetiche puede ser de cualquier forma o color, o acercarse a la forma y el tono de aquel primer recuerdo que guarda el inconsciente.

La indumentaria o los elementos de látex o goma suelen ser también muy sugestivos. Tienden a asociarse a sensaciones táctiles u olfativas que han quedado registradas y que reaccionan cuando ese estímulo reaparece. Quienes disfrutan con estos materiales suelen vestir ropa interior, camisetas, pantalones, faldas... O, si el juego tiene otras connotaciones, también se ponen máscaras y juegan con fustas o látigos.

Algo similar ocurre con las pieles y el cuero, materiales que se encuentran en el ránking de preferidos por muchos amantes de los objetos. El deseo por palpar las pieles se asocia al cosquilleo agradable

Los objetos enriquecen la sexualidad. Cuando una mujer compra ropa interior sexy o medias de seda con liguero es porque sabe que a su compañero sexual lo va a excitar. Y cuando él se pone esos bóxers que le marcan el miembro o unas camisetas ajustadas que destacan los hombros es porque también él sabe lo que despierta en ella.

que produce acariciar o frotar algunos animales domésticos, los abrigos de piel, las mascotas de peluche o también las sillas o sofás de terciopelo. Trasladado el juego al terreno sexual, se utilizan boas de plumas o pieles de conejo, por ejemplo, para lograr una suave y deliciosa estimulación al rozar la piel.

Pero entre todos los objetos del deseo, probablemente la ropa interior sea la que tiene mayores variantes. Ver al amante en ropa interior distinta, sugestiva, con determinadas formas y colores resulta un estímulo tan frecuente que podría decirse que tanto la lencería como la ropa interior masculina han pasado la barrera de lo inconfesable para «salir del armario» y mostrarse como un reclamo vivo. Un ejemplo es la moda de las chicas y los chicos que hacen asomar parte de sus bragas, tangas y bóxers por encima de los pantalones o faldas. Independientemente del grado de inocencia de esa acción, existe un juego sexual implícito. Funciona con dos prácticas tratadas en este libro: la mirada furtiva de la prenda estimulante y el fetiche que

Pero entre todos los objetos del deseo, probablemente la ropa interior sea la que tiene mayores variantes.

ésta representa. Algo parecido ocurre con los escotes profundos de camisas o camisetas de telas ligeras y semitransparentes. No sólo resultan estimulantes las formas que se adivinan bajo la ropa, sino también el trozo de tela del sostén que se deja ver.

Es sábado por la tarde y Roberto sale del gimnasio con prisas; la camiseta y el pantalón del chándal están sudados por el esfuerzo. Llega a casa pensando en darse una ducha. África está leyendo un libro estirada en el sofá de la sala. Él entra, arroja la bolsa debajo de la mesa... y cuando ella baja el libro para protestar por ese descuido lo ve con la ropa de gimnasia sudada y percibe ese aroma fuerte y penetrante tan característico. El olor le cambia el humor. Siente como un *shock* que recorre todo su cuerpo y la estimula como una corriente de energía. Lo ve parado allí, a un par de metros, con los músculos del pecho y los brazos bien definidos, los glúteos fuertes y los muslos duros, y es algo que no puede resistir. Deja la lectura a un lado y se centra en ese vertiginoso atractivo. Le pide que se acerque, pero Roberto se muestra remiso. No le gusta porque sabe que huele a sudor. Finalmente accede. Se aproxima a África, le da un beso y pretende marcharse, pero ella lo abraza y siente aquel cuerpo fuerte que palpa con sus manos a la vez que ese olor a transpiración y a hombre agitado la transpone. Él hace un esfuerzo por desprenderse de su abrazo, pero no lo logra. Ella aprovecha para decirle al oído, con una voz que imita a un gato ronroneando, que le encanta y la excita su olor. Y pasa su lengua por la camiseta, bajando

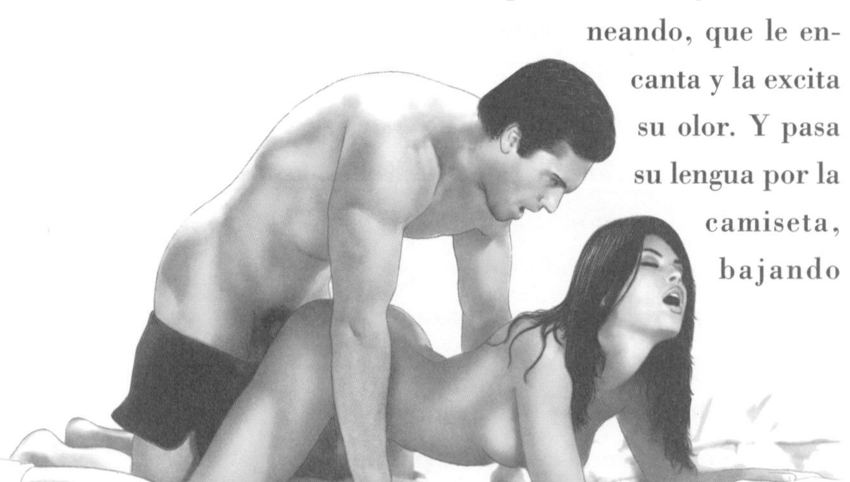

con su nariz hasta el pantalón del chándal húmedo. Él se rinde y la deja seguir adelante. Ella se abandona al placer y hunde su cara en la axila de él para empezar una danza voluptuosa que eleva el deseo de los dos en un largo y gozoso camino hacia el clímax.

PECHOS, NALGAS Y OTRAS FIJACIONES

Los amantes no sólo alimentan su libido con objetos inanimados, también idealizan ciertas partes del cuerpo de su pareja. Durante el juego erótico le dedican un tiempo especial a acariciar y besar con esmero esa parte elegida, en un mecanismo fetichista muchas veces inconsciente que resulta especialmente estimulante para ellos y sus compañeros sexuales.

En los medios de comunicación, cuando se habla de sexo, se ha instaurado un juego frecuente, con forma de encuesta, en el que se pregunta a los entrevistados qué es lo primero que les llama la aten-

La preferencia por las axilas lleva a algunos hombres a practicar sexo en ellas. Colocan el pene en la axila de la amante, ella baja el brazo para apretarlo junto a su cuerpo y crea un estrecho hueco en el que la fricción resulta muy placentera. Incluso la postura otorga libertad de acción para que ambos amantes puedan estimularse mutuamente todo el cuerpo.

ción cuando miran a un hombre o a una mujer. Es un juego, porque la intención real de la pregunta es averiguar qué parte del otro le provoca excitación, le despierta deseo sexual. En las respuestas de los hombres, casi siempre, se destacan primero los pechos y luego las nalgas. Entre las de las mujeres, primero las nalgas, luego alguna otra parte del cuerpo (las predilecciones son muy variadas) y finalmente el falo. En las librerías y en Internet no es difícil conseguir desde revistas y libros hasta *webs* dedicadas sólo a «chicas con grandes pechos» o a «los mejores culos masculinos». Esa fijación sobre una parte determinada del cuerpo, que aparece como un requisito importante a la hora de buscar amante, es un comportamiento muy frecuente.

En general, todos nos sentimos alguna vez atraídos por un determinado color o longitud del pelo, por unas manos de dedos largos y delgados o cortos y gruesos, pero difícilmente se acepta que esas preferencias son muchas veces detonantes de la libido. A pesar de que se trata de un mecanismo fetichista y absolutamente natural —utilizado quizá de forma inconsciente— en la medida que no se convierta en una obsesión.

Sus comentarios son motivo de bromas en el trabajo. Cuando mira a una mujer sus ojos siempre acaban en el mismo sitio: sus pechos. Los tiene clasificados en muy grandes, grandes, medianos, saltarines, pequeños... Luis no para de hablar de los senos como si fueran el único reclamo sexual al que atender. Entre las compañeras de trabajo, ese perfil fetichista les parece divertido e incluso lo toman a risa, sobre todo aquellas que tienen más confianza. Pero desde hace algunos días, una chica que se incorporó como secretaria de administración va a trabajar con unos escotes pronunciados que dejan ver el canalillo y parte de dos pechos firmes y de un considerable tamaño. Ella sabe las preferencias de Luis y no hace más que provocarlo, ya que le gusta que admiren sus senos. Cada día va un paso más allá. Cuando van a tomar café, aprovecha que el pasillo es estrecho y pasa detrás de él con cualquier excusa para rozarle con los pezones la espalda. Luis busca ahora el contacto. Cuando tiene que justificarle las facturas por sus viajes, tarda más de la cuenta, se acerca a ella para que vea los comprobantes y le roza los pechos con el codo o el brazo. A ella también le atrae el juego. Tanto que está dispuesta a provocarlo aún más. Cuando nadie los observa y coinciden a la hora de la comida, ella hace que no lo ve y se acomoda los pechos dentro del sostén, acariciándolos y dejando aparecer furtivamente un pezón. Mientras, él observa en silencio desde su mesa de trabajo. Luis está esperando la oportunidad. Sueña con hacer horas extra, encontrarse con ella y ofrecerle, como buen compañero, un masaje que le libere los hombros de la tensión y alcanzar así con sus manos esos pechos tan deseados. Ella también espera su oportunidad para sentir aquellos dedos sobre sus senos, que la hacen masturbarse cada día al imaginarlo.

EL DISCRETO ENCANTO DE LOS PIES

Pero más allá de las populares nalgas y pechos, otra parte del cuerpo es objeto de deseo inconfesable: los pies. Incluso se ha creado a su alrededor una especie de mitología de la adoración silenciosa que sólo se maneja en ámbitos privados e íntimos, ya que los pies no tienen una buena imagen social como depositarios de poder erótico.

La podolatría (del griego *podo,* pies; *latría,* adoración) está dedicada a todos aquellos que sienten una atracción especial por los pies, y en quienes despiertan deseos y fantasías sexuales. Los países de Extremo Oriente, China, Japón, Tailandia, entre otros, han sido el origen de muchas de estas prácticas. En Japón, por ejemplo, son muchos los amantes que inician los juegos previos a partir de los pies con ca-

Pero más allá de las populares nalgas y pechos, otra parte del cuerpo es objeto de deseo inconfesable: los pies.

ricias, masajes, besos y chupetones en los dedos, como influencia de la reflexología. Esta ciencia entiende los pies como una representación de otros órganos del cuerpo humano, incluidos los genitales. De modo que estimulándolos en puntos específicos es posible despertar el deseo sexual en la pareja. Y el caso es que no sólo logra excitarse quien recibe la estimulación manual y oral, sino también quien la realiza.

En otra cultura oriental, la china, se construyó el mito a partir de una leyenda que remonta la narración hasta el siglo XI. Entonces, se decía que la emperatriz Taki había nacido con una malformación congénita que le dejó los pies muy pequeños. Su padre, para evitar que se sintiera diferente y discriminada, decretó que cualquier mujer aristócrata del Imperio, para sentirse bella y atractiva, debería tener los pies diminutos. A partir de ese momento a las niñas se les vendaron los pies desde su nacimiento para evitar el desarrollo de los mismos, de modo que al llegar a los trece años estuvieran totalmente atrofiados y no midieran más de ocho centímetros. De esta manera los pies pequeños y delicados pasaron a tener especial consideración.

En Occidente la explicación gira alrededor de la psicología. Al igual que en otros casos de fetichismo, los pies resultan un centro de atención singular en la primera infancia para los padres del niño, ya que suelen acariciarlos y besarlos muy asiduamente como demostración de afecto. Pero también para el niño, que juega con sus pies cuando los descubre, a los pocos meses de vida, y gracias a su flexibilidad inaudita se los mete en la boca y se entretiene chupándolos como si fueran un sucedáneo del pezón materno. Así que tampoco resulta demasiado extraño para un adulto retroceder hacia el recuerdo del placer y del afecto que le rindieron sus pies, saltando por encima de las prohibiciones morales que se le impusieron como mensajes represivos: los pies son sucios y tocarlos no es agradable. La realidad es otra bien distinta: lo único que le propor-

Para aquellos amantes que sienten un deseo mutuo por los pies de su pareja existe una postura parecida al 69 que también se asimila al sexo oral. En esa posición cada uno puede chupar y lamer los dedos de los pies del otro y simultáneamente sentir la estimulación del roce de ambos cuerpos.

cionan es placer. ¿Qué puede haber de malo en eso?

Rubén va a desayunar a una cafetería cercana a su trabajo. Mientras toma un cortado con dos cruasanes mira hacia la barra, donde una chica morena está sentada sobre un taburete. Ella juega con sus sandalias, se las quita y vuelve a ponérselas, una y otra vez, como si se tratara de un tic nervioso. Rubén repara enseguida en ese gesto y clava la mirada en los pies de la desconocida. Está tan abstraído que no advierte que ella ha girado la cabeza y observa cómo la mira. Cuando se ve sorprendido, Rubén quiere desviar la mirada, pero ella sonríe y le pregunta si le gusta cómo se ha pintado las uñas de los pies. Él, balbuciente, le dice que sí, que le gusta el color del esmalte y que todo el pie le parece muy bello. Ella baja del taburete, se dirige a la mesa y se sienta junto a él para continuar esa conversación un tanto inusual. Esther se siente atraída por él y sigue la charla sobre temas convencionales, hasta que la curiosidad puede más que ella y vuelve a la cuestión que había desatado el encuentro casual: sus pies. Sobre todo porque Rubén no ha dejado de mirarlos, así como sus piernas, cada vez que ha tenido oportunidad. Sin embargo, él sigue hablando de otras cosas. Al cabo de unos minutos ella insiste ya sin pudor y le dice que no entiende por qué él no le mira el escote o las piernas, y, en cambio, se siente atraído por sus pies. Él, finalmente, se anima y le dice que sus pies le excitan mucho. Esther rompe en carcajadas pero continúa por el camino tórrido de la charla. Rubén le pregunta si alguna vez le habían lamido los pies y chupado los dedos mientras tenía una relación sexual. Ella le responde que no, pero que tampoco le disgustaría probarlo. Él se lo propone abiertamente y ella lo invita a su casa por la tarde.

Él, finalmente, se anima y le dice que sus pies le excitan mucho.

Tras una jornada laboral pensando en Esther, y sobre todo en sus pies, a las siete de la tarde toca el timbre del piso de ella. Esther lo recibe con una bata de seda entreabierta y unas sandalias de tiras finas con pulsera y tacón alto. No median demasiadas palabras. Se besan en medio del salón con una pasión acumulada durante horas. Se quitan la ropa de forma brusca, lamiéndose simultáneamente los cuerpos, hasta que Rubén se estira en la alfombra y le pide a Esther que se siente en el sofá y le acerque un pie a la cara. Él comienza a besarle y lamerle la planta con mucha delicadeza;

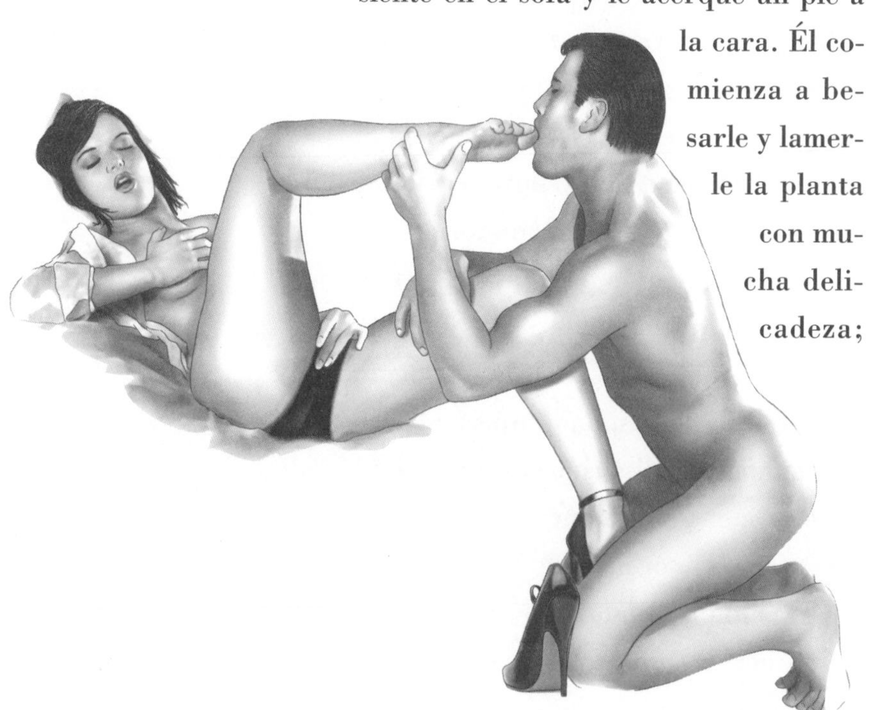

después le lame entre los dedos, devorándolos con pasión. Ella siente como una corriente eléctrica que le sube desde los pies y le llega hasta los genitales. No puede aguantar el deseo y mientras él chupa uno por uno los dedos de sus pies, ella comienza a masturbarse con masajes lentos sobre el clítoris, imitando el ritmo de la lengua de su amante. Ella goza como nunca antes. Tiene dos centros de placer simultáneos. Cuando él le pide que abra las piernas, es para que le acaricie el pene con el otro pie. Ella siente la erección bajo la planta del pie y lo mueve lentamente haciéndolo rodar. Por primera vez sus pies acompañan a sus manos en un éxtasis múltiple que anuncia la llegada del orgasmo como un volcán.

SEXO ANAL

Contra natura. Así catalogan el sexo anal, aun en el siglo XXI, la Iglesia católica e importantes sectores conservadores que crean opinión pública. La calificación de antinatural es aplicable, según esas corrientes ideológicas sectarias, a todo acto sexual que no conduce a la reproducción, único fin considerado natural. Dentro de esa negación explícita del placer, el ano es, probablemente, la parte del cuerpo considerada tabú por excelencia.

La influencia del lenguaje, las ideas y el imaginario católico en la vida social civil hizo que el sexo anal fuera calificado como sodomía, en referencia a Sodoma, la mítica ciudad que aparece en el libro del Génesis de la Biblia. Esa ciudad, que encarnaba las peores perversiones, fue castigada por Jehová con la destrucción. Esta leyenda es una mezcla de ficción y exageración premeditada, pero actualmente, en algunos países, esas ideas extravagantes y ridículas todavía perduran en la sociedad civil, y tienen carácter de leyes prohibitivas del sexo anal; siendo perseguido incluso en la vida privada de los ciudadanos y negando así la libertad individual más íntima.

No se trata de reivindicar el sexo anal, sino simplemente de liberarlo a través de una sola idea: si lo que se busca es placer, el ano es una fuente riquísima de satisfacción sexual, absolutamente natural, tanto para penetrarlo como para jugar con él como una práctica más que complemente otros actos placenteros.

CONTRA LOS MIEDOS, DELICADEZA E INFORMACIÓN

No sólo la fuerte influencia cultural ha colaborado para que las prácticas anales se mantengan tras un velo de silencio. Muchas personas, tanto en las relaciones heterosexuales como homosexuales, tienen temores y rechazos por prejuicios higiénicos o por el dolor que supone la penetración por ese conducto. Y a pesar de resultar una práctica de lo más placentera, la desinformación crea una barrera inhibitoria: ante la duda, mejor no hacerlo. Sin embargo, incorporar el ano a los juegos sexuales como cualquier otra zona del cuerpo y explorarlo para reconocer sus posibilidades de gozo puede favorecer la eliminación de los prejuicios.

En los músculos que rodean el orificio anal se concentran más terminaciones nerviosas que en cualquier otro lugar del cuerpo, de manera que las posibilidades de convertirse en emisor de placer son muy amplias. Es importante, por consiguiente, aprender a jugar con el ano, incorporarlo a los juegos eróticos a través de caricias con la yema de los dedos, humedecerlo con la punta de la lengua y penetrarlo apenas con media falange, sin prisas ni temores, para experimentar las sensaciones hasta que el deseo pida más.

A pesar de resultar una práctica de lo más placentera, la desinformación crea una barrera inhibitoria.

Se trata también de disponer de la información adecuada que rebaje los miedos y las tensiones. Saber que la higiene no es un problema porque se puede limpiar igual que cualquier otra parte del cuerpo que se incorpore a los juegos eróticos, como por ejemplo los pies. Comprender que es necesario ir con cuidado y muy despacio porque la brusquedad provoca rechazo en lugar de placer.

También es vital para gozar del sexo anal con naturalidad vencer el escrúpulo que niega el ano por ser parte del aparato excretor. Aunque las dos barreras íntimas ligadas a la psicología del hombre y la mu-

Las personas que tengan hemorroides, fisuras en el recto o cualquier otra patología anal deberían evitar la penetración hasta superar el problema. Otro aspecto que hay que tener en cuenta es el uso del preservativo en todos los casos en que haya penetración, como precaución ante la posible transmisión de enfermedades y también como protección higiénica.

jer van por otro camino. Los hombres heterosexuales piensan que el ano sólo sirve a fines homosexuales. Si juegan con su ano, lo tocan, lo besan, lo penetran con los dedos y acaban gozando, es porque son homosexuales en potencia o van camino de «transformarse». No conciben que el placer desconoce la orientación sexual y se produce como consecuencia, simplemente, de la estimulación de las terminaciones nerviosas. Por otro lado, muchas mujeres rechazan las caricias anales y, sobre todo, la penetración porque si se hace con prisas, con torpeza y sin lubricación, por citar tres malas prácticas básicas, produce un dolor intenso en lugar de placer.

En cambio, si se sabe que los dos esfínteres que forman las válvulas de apertura y cierre del ano son músculos que se contraen y dilatan como cualquier otro del cuerpo, es sencillo entender sus múltiples posibilidades: estirándolos con los dedos poco a poco, como quien amasa y moldea, se puede lograr una apertura amplia. Si se sabe también que el ano no se autolubrica como la vagina, se entenderá la necesidad de lubricarlo con distintos geles para que los dedos, el falo o cualquier otro elemento que se quiera introducir se deslicen sin roces bruscos ni frotamientos irritantes o dolorosos.

La habitación 307 es el terreno neutral elegido. Hace meses que se conocen vía *chat*; se han visto en fotos, incluso las *webcams* les permitieron intercambiar algunas imágenes más audaces. Hasta que finalmente decidieron el encuentro, sin miedo a perder la magia, para averiguar si el cibersexo dice la verdad y están hechos el uno para el otro. Belén llega primero al hotel y prepara el ambiente de la habitación como si fuese su dormitorio; baja las luces, cierra las cortinas para dejar la estancia en penumbras y pone una música suave. Luego se desnuda y se viste con una bata blanca de seda que deja abierta, sin anudar. Ricardo llega minutos más tarde y la encuentra acostada en la cama con la bata entreabierta y con un seno que escapa de la protección de la tela. Durante la espera la imaginación le ha regalado a ella una excitación considerable. No quiere muchos preámbulos. Con su mejor sonrisa y entre suspiros le dice que se quite inmediatamente toda la ropa y que se acueste a su lado. Ricardo no se hace esperar. En la cama ella se desnuda completamente y lleva el control. Le pide que se ponga boca abajo, que pronto hará realidad aquella fantasía que él le contó. Ricardo disfruta con la situación y obedece sin más. Belén le besa y lame la oreja y después el cuello con infinita paciencia y lentitud. Luego la punta de su lengua dibuja el camino descendente de la columna vertebral, sin prisa. Se detiene cuando llega a su objetivo preferido: aquellas nalgas tan firmes y blancas. Las acaricia, aprieta y recorre, mientras con su lengua le da voluptuosos lametones. Él está pasivo pero, sin embargo, su respiración toma un ritmo cada vez más acelerado. Aunque no se ve, su erección creciente se aprisiona contra las sábanas. Belén le abre las nalgas con las manos y moja el ano con la punta de la lengua. Él tiembla con un escalofrío fugaz. Ella ensaliva el orificio y con un dedo mojado dibuja círculos en la entrada. De pronto empuja y mete una falange y la punta de la lengua al mismo tiempo. Los gemidos de él reemplazan la música y se transforman en los sonidos de fondo de la escena. Ella coge el vibrador, preparado bajo la almohada, lo chupa bien para lubricarlo y hace presión para empezar a introducírselo en el ano. Él se

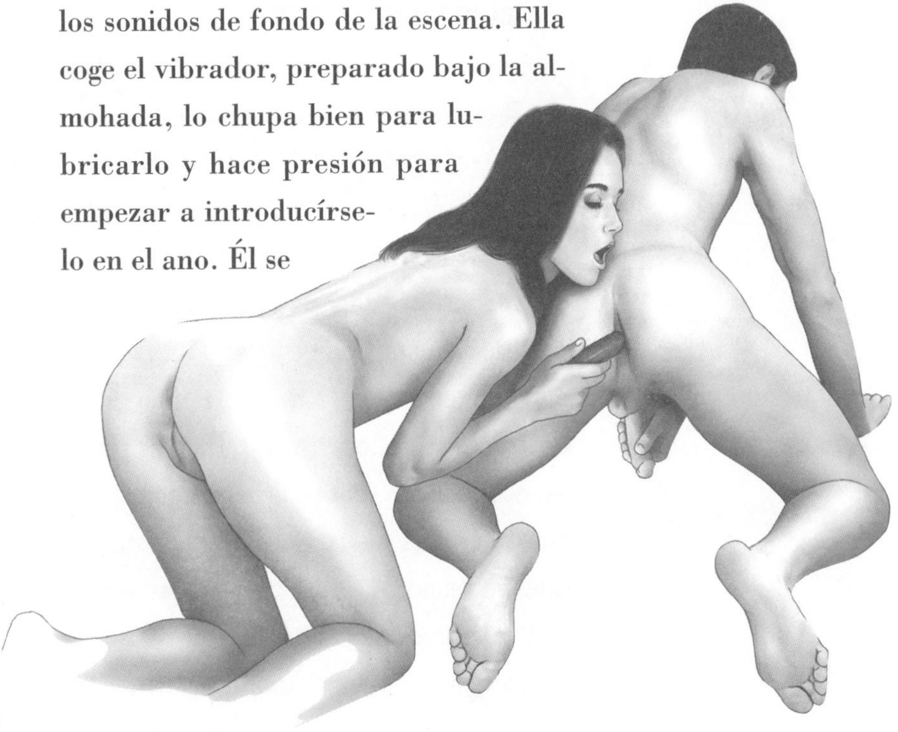

conmueve, se pone a cuatro patas y ofrece las nalgas. Ella aprovecha la situación y, al mismo tiempo que presiona para penetrarlo más profundamente, desliza la otra mano entre las piernas para masturbarlo al mismo ritmo que la penetración.

LA CLAVE: LIMPIO POR FUERA Y LIMPIO POR DENTRO

Si en materia sexual se investigan las relaciones y posibilidades de distintas partes del cuerpo, como las axilas, el pecho o los dedos de los pies, que en muchos casos se cuestionan por razones de higiene, ¿por qué dejar fuera del juego el ano, la parte más erógena, la que promete momentos de gran satisfacción? La respuesta es sencilla: es preciso cuidar su higiene como la de cualquier otra parte del cuerpo, siempre que los amantes no sientan una atracción singular por los olores fuertes.

La higiene cumple una función destacada en el disfrute del ano, porque puede liberar el camino de inseguridades y titubeos pudorosos que impiden lanzarse a una práctica decidida y libre.

Si se prevé un encuentro en el que se espera tener sexo anal, se pueden tomar medidas higiénicas para que la relación sea más cómoda. Después de haber defecado y vaciado los intestinos es preciso lavarse la zona anal con cuidado. Para la parte externa basta con un lavado en el bidé. En tanto que para que en el recto no se conserven restos de materia fecal es recomendable utilizar la manguera de la ducha, directamente sobre la zona, o bien una perita de goma con agua tibia. Esa agua no debe contener ni gel ni otra sustancia jabonosa, se trata simplemente de enjuagar la zona interna. Una higiene concienzuda dará más seguridad a la hora de la práctica anal y, sobre todo, mayor confianza para disfrutar sin problemas.

Asimismo, para quien juega con sus dedos en el ano, ya sea en el propio o en el del amante, es conveniente que mantenga limpias las manos y los dedos y que se corte y lime las uñas para que no ara-

La carga erótica del sexo anal depende de la naturalidad con que se tomen sus singularidades. Durante la penetración por el ano o después, es posible que se produzcan sonidos propios del conducto anal o que el pene salga un poco manchado. Son situaciones habituales que deberían aceptarse sin pudores y que quedan ampliamente compensadas por el goce ilimitado que se recibe.

El *fisting* anal consiste en introducir el puño y parte del brazo en el ano del amante. Requiere una preparación especial: un enema para vaciar los intestinos; no llevar anillos en los dedos, ni las uñas largas e incluso se recomienda el uso de un guante de látex. Es necesario lubricar el puño con grasa vegetal y el ano con abundante lubricante; luego hacer masajes prolongados para dilatar el ano. Esta rutina compleja puede provocar

ñen o corten la piel del recto. Es la mejor fórmula para evitar infecciones.

LA DELICADA CUESTIÓN DE LA PENETRACIÓN

Sin pausas pero con calma, las caricias preliminares destinadas a la excitación de la zona anal siempre deben tener como objetivo relajar y dilatar los esfínteres externo e interno. Se trata de músculos potentes de forma circular y de gran elasticidad, cuyas posibilidades de que se estiren, abriendo el orificio, son notables.

Habitualmente, cuando alguien va a ser penetrado por el pene o por un vibrador, por ejemplo, existe una reacción instintiva que lleva a cerrar los esfínteres anales. Y justamente, para lograr abrirlo y ser penetrado, es preciso hacer el movimiento contrario: relajar los músculos y moverlos como si se estuvieran preparando para defecar. En general, el reflejo inicial que generan estos movimientos transmiten una sensación de inseguridad, pero, si previamente se han vaciado los intestinos y se ha limpiado el recto, no tiene por qué ocurrir nada imprevisto ni desagradable.

Cuando los esfínteres se abren, la penetración se produce con naturalidad. Pero es preferible ir paso a paso. Primero conviene introducir la punta de un dedo ensalivado y hacer movimientos circulares. Luego ensalivar el ano con la lengua y darle besos profundos, que no sólo facilitarán la relajación de los músculos, sino que elevarán la excitación. Seguramente cuantas más caricias reciba el ano y aumente la libido del receptor, más se irá relajando.

El ano masculino tiene la particularidad de que con una penetración leve es posible estimular la próstata, lo que proporciona una sensación de placer tan intensa que no sólo facilita la penetración, sino que eleva a tal punto el deseo que muchos hombres en ese momento ansían eyacular.

En la mujer el temor al dolor aparece como la barrera inicial que es necesario vencer. Para que la excitación supere esos temores es recomendable que las caricias

lesiones serias si se realiza inadecuadamente, de modo que no se considera una práctica sexual segura.

En la mujer el temor al dolor aparece como la barrera inicial que es necesario vencer.

en el ano se acompañen simultáneamente con una suave masturbación. La creciente sensación orgásmica que se apodera de la mujer favorece la distensión tanto de la vagina como del ano, de manera que la penetración se hace sin dificultad al mismo tiempo que transmite el goce del orgasmo al recto y, sobre todo, evita el dolor.

El sol caribeño despierta la excitación. Estirada en la tumbona al borde de la piscina, Gloria espía disimuladamente, por encima de las gafas de sol, las nalgas turgentes y duras de aquel mulato que pasea su cuerpo de ébano brillante. Raúl, acostado al lado de su amante, sonríe y observa como ella parece hipnotizada por aquel magnífico culo. Para romper el clima le hace una broma. Ella se siente pillada y le responde que las nalgas de aquel hombre imponente le producen una fantasía estupenda. El efecto es tan impactante que Raúl debe aceptar el envite: confirma que aquellos redondos músculos morenos que rellenan el bañador son muy atractivos. Una suave brisa despeja el ambiente en la tercera cubierta del crucero que los conduce a Saint Thomas y varias turistas se ponen a bailar sensualmente. Sin embargo, no hay distracciones para ellos. Aquella visión del mulato se adueña del cerebro de ambos. Esa imagen cambia sus vidas, al menos durante ese día. Gloria y Raúl no paran de comentar y calificar, desde aquella posición privilegiada, decenas de culos con formas y tamaños distintos que aparecen en escena como frutas apetecibles. El ambiente se va caldeando. Durante la comida el diálogo es monotemático y muy lanzado: cómo te gustan los culos, qué zona te parece más sensible, cuántas experiencias has tenido y de qué tipo... No llegan a los postres. Tienen hambre... pero de sexo, y no de cualquier tipo. Se encaminan hacia el camarote cada uno con la mano en la nalga del otro. Al llegar se quitan la ropa rápidamente y sus cuerpos ardientes por el sol y el deseo se unen en urgentes abrazos y caricias hasta caer en la cama. Sus manos ansiosas se cruzan para tocar piernas, pechos, nalgas... De pronto, en medio del frenesí, ella se acuesta de lado, apoyada sobre uno de sus hombros, y dándole la espalda. Es una invitación silenciosa. Ella recoge un poco las piernas y levanta las nalgas. Él se pega a ella y le hace sentir su erección caliente sobre

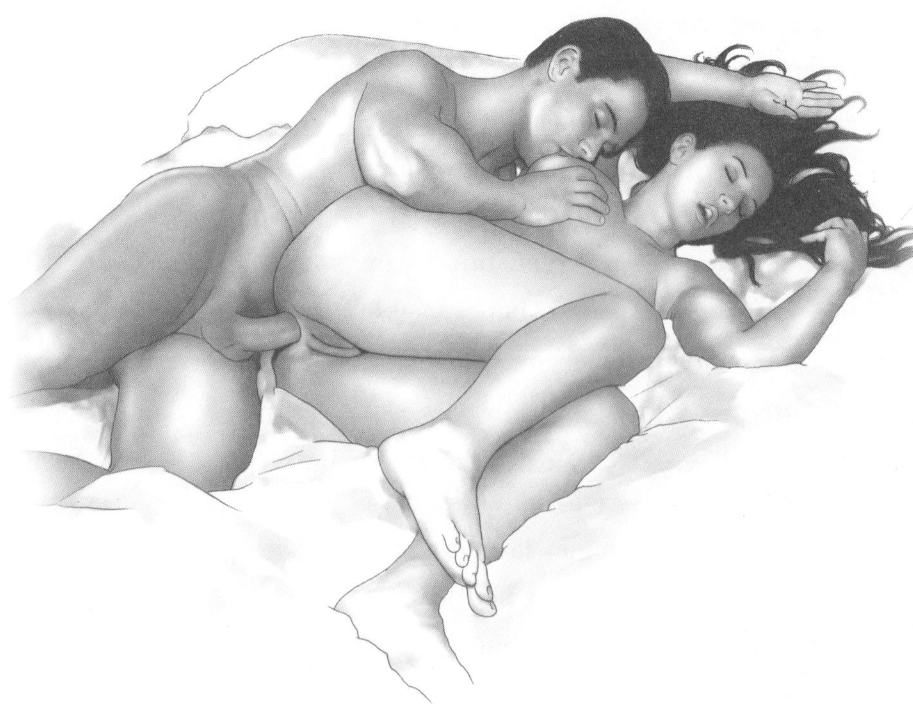

el canal de los glúteos. Con una mano abre las nalgas y tras ensalivarse el dedo comienza el masaje circular, preludio de lo que ella espera. Gloria cierra los ojos, apoya la cabeza en la almohada y se deja llevar. Él mete el dedo hasta el fondo para comprobar la dilatación y segundos después apoya el glande en aquel orificio estrecho que les dará gran placer. Ella, al sentir el pene en la puerta de su ano, gime, crispa su mano sobre la funda y se relame de gusto. Ahora llega lo mejor...

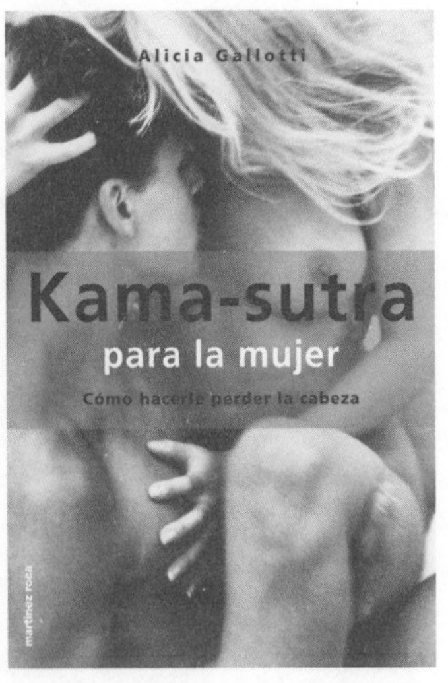

KAMA-SUTRA PARA LA MUJER
CÓMO HACERLE PERDER LA CABEZA

Este libro ayuda a conocer los secretos del desconocido y complejo universo de la sexualidad femenina, sin tabúes ni falsos mitos. Acompañado de numerosas ilustraciones, abarca todos los temas que interesan a quienes deseen disfrutar de un erotismo plenamente imaginativo.

Para que ella se lance con libertad a conocer su cuerpo y él comprenda las claves para estimularla hasta el máximo grado de excitación, incluye:

- El mapa erógeno de la mujer
- Lo femenino como identidad
- El arte de excitar a una mujer
- Las claves para ser un mejor amante
- La importancia del clítoris · Fantasías
- La primera vez · Embarazo y sexo
- Los problemas sexuales más frecuentes.

Una obra directa y concisa imprescindible para llegar a ser un mejor amante.

Kama-sutra del sexo oral

Los secretos del placer para él y para ella

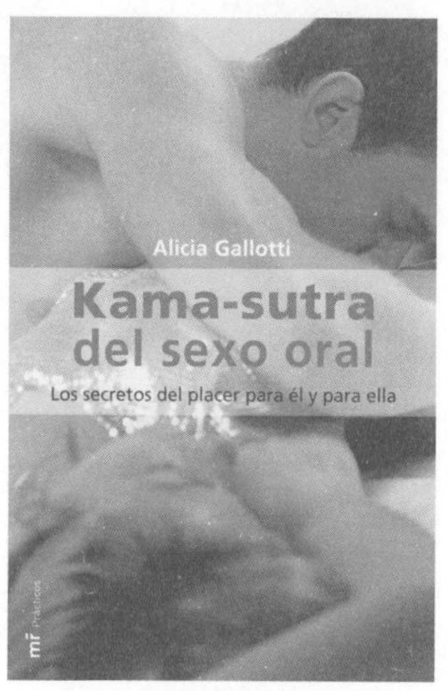

Kama-sutra del sexo oral, un libro ilustrado con explícitos y didácticos dibujos, es una obra para todos aquellos que desean descubrir las posturas más placenteras, las técnicas más seguras e innovadoras y los trucos más eficaces para proporcionar las mejores felaciones y *cunnilingus* a su compañer@ sexual. Esta profunda investigación, basada en textos rigurosos alejados de falsos tabúes, tiene un solo propósito: transmitir las innumerables variantes del sexo oral, una de las prácticas más excitantes y deseadas por hombres y mujeres, para llevar al amante a las cotas más elevadas del éxtasis. Posturas como la montura, el carro, la gata, dominio, el regalo, rendición o cara a cara, entre otras muchas, tienen cabida en estas páginas.

Sin inhibiciones y con un lenguaje claro y directo, Alicia Gallotti, una reconocida especialista en sexualidad y autora de éxitos como *El nuevo Kama-sutra ilustrado* o los kama-sutras para el hombre y la mujer, nos desvela ahora los secretos más íntimos del sexo oral y las claves para gozarlo.